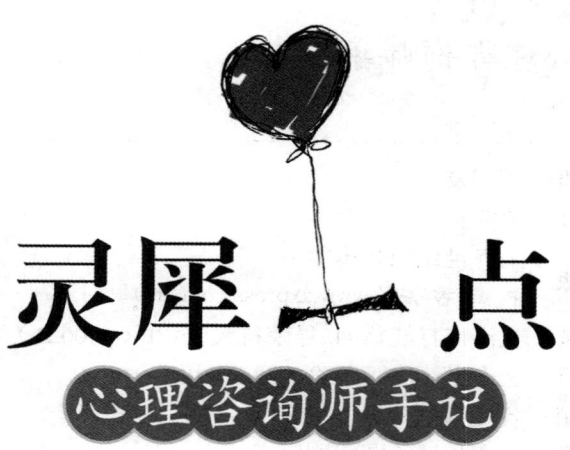

灵犀一点
心理咨询师手记

刘新民 著

中西書局

图书在版编目（CIP）数据

灵犀一点：心理咨询师手记／刘新民著．— 上海：中西书局，2015.7
ISBN 978-7-5475-0857-2

Ⅰ.①灵… Ⅱ.①刘… Ⅲ.①心理咨询-案例 Ⅳ.①R395.6

中国版本图书馆CIP数据核字(2015)第112365号

灵犀一点
——心理咨询师手记

刘新民 著

责任编辑	胡国友
装帧设计	梁业礼
出　　版	上海世纪出版集团 中西书局（www.zxpress.com.cn）
地　　址	上海市打浦路443号荣科大厦17F（200023）
发　　行	上海世纪出版股份有限公司发行中心
经　　销	各地新华书店
印　　刷	上海长城绘图印刷厂
开　　本	890×1240 毫米　1/32
印　　张	9.875
版　　次	2015年7月第1版 2015年7月第1次印刷
书　　号	ISBN 978-7-5475-0857-2/R·005
定　　价	39.00元

序　　言

　　心理咨询和治疗对中国人来说是一个既古老又崭新的学科，说古老是因为在中医中就有心理咨询和治疗的思想，说崭新是作为心理健康领域工作形式的现代心理咨询和治疗学是从西方舶来的。

　　2003年国家劳动部推出了心理咨询师资格认证。由此心理咨询进入了一个迅猛发展的时期，许许多多人开始摸着石头过河，尝试在这个领域实践、耕耘乃至执业。

　　本书作者是这一资格学习和考试的最早的一批参加者之一。他取得了国家二级心理咨询师资格，并在2003至2012年期间在华东师范大学心理咨询中心兼职，接待社会上的心理问题的求询者，而本书中的案例都是来自这些年的咨询实践。当然，为了替当事人保密，案例背景等信息都做了必要的技术处理。

　　阅读这些案例可以看到作者在心理咨询领域的认真探索和思考，也许对类似问题的当事人或从事心理咨询工作的新人会有所启发。

　　心理咨询和治疗在国内还是一个方兴未艾的行业，还有许多可以发展和规范的层面以及进步的空间。愿在这一领域的工作者在专业上能精益求精，让心理咨询和治疗这一新兴事业能健康发展，日趋成熟。

心理学博士
中国心理卫生协会理事
华东师范大学青少年心理健康
教育研究与培训中心　总监

前　言

一

　　心理学发展到现在已有数千年的历史，而现代心理学的发凡却是 19 世纪末 20 世纪初的事情。我国有着心理学研究的悠久历史，近七八十年来由于种种原因心理学被放到了一边。中国当代心理学是随着改革开放的步伐而起步的。

　　我国当代心理学的发展，主要依赖从国外搬运一些现成的、成熟的东西，大多属于应用性的学习和运用，尚未有自成一体的被世界公认的心理学的成就。

二

　　这几年随着社会的发展，心理学已被广泛地应用到生活、工作的各个领域。但是，由于对心理现象的了解不透，有的报刊上曾经宣传说，当代中国人 95% 以上有心理问题。这是不了解什么是心理问题的最显著的现象之一。这些报刊把人们在遇到一些特殊情况时的正常反应都归入到心理问题中去了。比方讲，参加考试会有些紧张,这是正常的心理反应,而不是心理问题。家里突发变故会紧张,哭泣,愤怒,这是正常反应,也不是心理问题。一点反应也没有的只可能是两种人,一种是久经锻炼的城府很深的人,或者是有智力残障的人士。

通过心理咨询的实践,笔者把心理疾病分为这样的四种情况:

一、心理倾向。即有轻度的心理不适反应,但不影响生活、学习,自己可以控制。

二、心理问题。有中度以上的心理反应,已经影响到生活和工作,不通过心理治疗一般不容易痊愈。

三、心理障碍。已经是较为严重的心理问题,不仅要做必要的心理治疗,还应该用药物控制。

四、精神病。这是心理问题发展的最严重的状态,应该是心理治疗、药物治疗及其他辅助措施一齐使用的情况。

三

心理咨询是怎么一回事,很多人不一定十分清楚。心理咨询通过各种心理治疗的方法帮助有心理倾向、心理问题的人走出困境,重新回到正常生活中去,不因为一时的心理问题而影响到今后的生活。

心理咨询有三个重要原则:

一、不用药。心理咨询通过医、患双方有效沟通,使得心理咨询师了解咨询者的心理问题的病根,帮助他们走出阴影,回到阳光生活之中去。

二、保密。咨询者所说的个人隐私、个人经历,心理咨询师都必须保密。如果因为学术研究需要使用，也应将其人、地址及一切可能反映咨询者情况的东西或删除，或变更。

三、咨询师要求咨询者必须完成的事，咨询者应该尽量做到。因为这些要求做的事情，就像一贴药一样，它有治疗作用，如果咨询者回家不做，也许会好转，也可能会加重病情。

四

心理咨询的现状：国内的心理咨询实践经过近40年的发展，已经颇具规模。2003年中国第一批国家二级心理咨询师和助理心理咨询师走上社会，现在已经有十多批学员拿到执业资格证书。

通观这十多年的心理咨询的发展，主要是依赖国外成熟的技术和经验进行心理咨询，如何将这些技术和经验与中国的文化和实践相结合却鲜有见到。

心理问题的产生有生理、身体、环境、家庭教育、社会环境等原因。从中国的本土文化看，还应有饮食、气候等的根源。

所以探索有中国自己文化特色的心理咨询方法十分重要。

五

心理咨询的方法有许多种，本书采用的是认知、行为疗法。认知疗法是根据患者的认知过程，影响其情绪和行为的理论假设，通过认知和行为技术来改变患者不良认知的心理治疗方法。行为疗法是把可观察到的外在行为或具体的可描述的心理状态，按照具体的治疗步骤，去改善患者非功能性和非适应性的心理和行为的治疗方法。

认知疗法和行为疗法相结合，可以强化心理治疗的作用，起到单一方法难以起到的作用。

六

本书共分四章，每一章都反映了一部分咨询者的心理问题。第四章是作者和上海青年报合作的文章，反映了社会上一些带有一定影响的心理现象。

七

心理咨询在上海面向社会开放的十多年里，有一部分人已经开始接受它，但是，大多数人对此仍然有许多误解。

有的人认为有精神病的人才进行心理咨询，其实这是一种误解。心理咨询治疗的对象是有心理健康问题的人们，如果已经确诊为精神病，那应该到精神卫生中心去治疗。

有的人认为，心理咨询是算命，这也是一种误读。心理咨询师有可能会根据一个咨询者的心理疾病发展趋势，诊断出可能会发生的问题。但是，这绝对不是算命，而是根据咨询者病情的诊断。就像晚期癌症患者，医生会给出一个存活期一样。

有人认为，既然进行心理咨询了，咨询师一定要把咨询者的病治好，正如有的咨询者家属说的物有所值，这是一种误判。感冒由不同的病毒、细菌引起，不是一种治疗方法可以解决的。

有的人认为：只要表面症状解决了，就可以停止治疗。这是一种误解，本书的绝大多数案例都是如此。咨询者表面症状缓解了，就停止治疗，家属也不督促其就医了。实际上，病根并没有解决，以后遇到同样问题又会复发的。

笔者在十年的心理咨询过程中治疗了近千人次，这些篇章仅是其中的一小部分，但是很有代表性，希望各位读者在阅读中有所收获。

刘新民

2015 年 5 月

目录

第一章　孩子成长篇 ... 1

爸爸不想让他担任学生会主席 ... 3
自我感觉有强迫症的明明 ... 8
多次转学以后 ... 17
父母离婚以后 ... 24
刚子的"心理疾病" ... 32
皓皓不去参加期末考试的原因 ... 41
"闲书"被老师收掉以后 ... 54
小军感到有人在背后盯着他 ... 58
一个出走两次的女孩 ... 91
重点学校进不去以后 ... 101

第二章　恋爱心理篇 ... 109

错过的年华 ... 111
糊涂的恋爱 ... 157
两种文化背景下的恋爱冲突 ... 164
轻率的同居 ... 172
文化与性格差异对恋爱的影响 ... 180
游走在父子之间 ... 188

第三章　婚姻心理篇 199

面对离婚的困局 201
发现丈夫自慰以后 206
"离婚"不应该是口头禅 211
十个月不让丈夫碰 218
看到两张火车票以后 226
办公室婚外情的忧虑 236
不应有的恋情 247

第四章　社会心理篇 259

"伤不起"的你今天"有木有"咆哮？ 261
90后玩命学诗词歌赋　只为争当网游"后宫妃子" 264
毕业生BBS上集体挂牌觅友　多数学生不在意成功率 273
家长培养孩子不差钱 279
80后婚姻问题根源在社会　网络时代出现E闪族 286
疑掐死半岁儿　女子跳楼身亡 291
主管整日皱眉被批表情暴力 295

后记 300

第一章 孩子成长篇

以下是有关孩子成长的心理咨询案例实录。从咨询的情况看，大多数家长在培养孩子的问题上很用心，但是，由于方法失当，父母的良好愿望并未让孩子接受，有的还造成了孩子较为严重的心理问题，有的孩子甚至出现了精神分裂症的早期症状。

当然也有的家长是不负责任的，他们只顾自己的感受，在婚姻问题上太过随意。由于他们的随意，给孩子造成的心理创伤是难以弥补的。

爸爸不想让他担任学生会主席

超超：山东省烟台人，21周岁，大专三年级学生。身体健康，性格开朗，活跃。由其堂姐，上海某大学博士生陪同来咨询。

超超堂姐：文静，娟秀。

咨：有什么需要帮助的？

超超堂姐：超超他爸爸、妈妈想让他继续读书，而超超有自己的想法。

咨：有没有奋斗目标？

超超：目前没有。

咨：今年大几了？

超超：明年大专毕业。

咨：现有什么打算？

超超：还没有。

咨：从小和谁一起长大？

超超：从小和奶奶一起长大，在农村。到幼儿园时回到城里，仍由奶奶带着。

咨：有事一般找谁商量？

超超：一般有难处自己消化，不找人，自己解决。

咨：高考情况介绍一下？

超超：高考时选心理学本科没进，想进警校差一分，后来进了法律专科，我对法律感兴趣。平时和奶奶话多一些，但奶奶不懂。和爸爸还可以聊，主要是学习上和工作上的事情。

咨：和爸爸聊什么？

超超：学习上碰到的问题，工作上的问题。

咨：在学校担任什么工作？

超超：学生会主席，是学校50多年来第一个男的学生会主席，是选举出来的。现在很头痛的是一边是学生会主席的社会工作，一边是学业。因为工作很影响自己的学业。有时麻烦事也和爸爸讲讲，但大多是自己悟出来的道理。有时父母说得有道理，但是不一定对，又没法解决。在学生会担任工作爸爸不同意，所以很难受的。我在高中时就想进大学，进了大学第一年是副主席，第二年主席，很不习惯。干社会工作用上许多时间，影响学习，成绩下来了，两边都为难，同学、老师、家长都批评。有时都不想干了。学生会干部和社会上干部有区别，学生会实际是由指导老师和党委副书记说了算。一些学生会干部是挂职不干事，但不能撤换，指导老师不让，谁都知道有人是挂职不干事的，没办法。

咨：爸妈对你要求？

超超：对我穿着要求严，在学业上说得多，他们对其他不关心。压力大。

咨：对自己有什么想法？

超超：爸爸自己经营一个企业，但他不愿意我经商。自己感到不属于机关、事业类，而是属于经商办企业干市场的。

咨：从小对女孩子的印象？

超超：没多大印象。幼儿园住校，小学开始分辨男孩、女孩。初二时对女孩子有想法。高中同桌女孩印象好，至今都有短信联系，她在山东理工大学。进大学后思想成熟，想找女友但没找到，对男女之间的事上网都了解了。

单独和超超堂姐

超超堂姐：这次来主要是他爸妈感到他不想读书，想办法让他读专升本，然后像我一样读硕士、博士，走学者道路。

案头分析：

超超没有心理问题，倒是超超父母有些世俗眼光和心理偏差。超超的社会表现应该是不错的，在大学被选为学生会主席，但超超的爸爸却反对他担任学生会主席的工作。超超对自己有要求，当他感到学习和学生会工作有矛盾时也很着急，试图改变这种状况。

超超对自己的前途有打算，但父母却要他走大专——本科——硕士——博士的道路。

超超从小由爷爷、奶奶带大，长大以后和父母的交流因这个原因而很不密切，这一点超超的爸爸、妈妈忽视了。

还有一些原因，总之超超和爸爸妈妈的矛盾，主要是因为以上几个主因造成的。

咨询师建议：

一、超超可以自由地成长，对各方面言论根据情况可以采纳也可以放一边。

二、处理好学生会工作与学习的关系。

三、对爸爸、妈妈的要求,对的可以采纳,不符合自我成长要求的可以不予接受,但不要顶撞,更不要争论。

四、建议超超爸爸、妈妈来咨询一次。

知识链接：

亲子冲突是指孩子在一定的年龄段由于环境、成长、认知、情感行为、态度等与父母之间产生歧见,而互相对抗的情况。青年期的冲突较多发于16—20岁之间。这种冲突有时是公开的行为对抗与对立,如争吵、分歧、争论、肢体冲突、诉至法庭;也有隐形的行为,如沉默、出走、上网、在外交友,甚至于自杀等。

这些亲子冲突行为,令家长十分头痛。

如超超这样的青年人,和父母的冲突主要表现在学业和社会工作方面。我们的民族文化较多地强调"学而优则仕"。超超的爸爸希望他走学者型的道路,对他担任学生会主席一职不感兴趣,这样造成了父子之间的冲突。超超的父母让他来心理咨询,他们希望借此使超超改弦更张,按照父母的意见,像超超的堂姐一样成长为博士生。在这里父母的想法和超超的理想严重地对立了,谁也说服不了谁。

有关亲子冲突的研究表明,亲子冲突是构成青少年心理压力的重要因素,青少年的一般心理适应、自尊感的养成、生活目标的建立、无助感的产生、生活满意度的确立等等都是与心理健康相关的。如果得不到疏解会导致各种各样的行为问题。

亲子冲突是青少年成长过程中必然的心理现象,是青少年为了逐步走到与长辈同等地位的一种必然选择。

亲子冲突一般分为三个时期：初期、中期和成长期。初期（幼儿期）的冲突一般以孩子的服从为结束。中期（少年期）的冲突如果长辈坚持，孩子表面会服从，但孩子心里如果不服，他们会表现出显性或隐性的反抗。亲子冲突的成长期（青少年期）主要表现为显性冲突。

父母或长辈在亲子冲突问题上应积极谨慎地处理。

后记：

两个月后联系超超，他说现在对各种说法已经能够坦然接受，学生会工作与学习的矛盾，在逐步改善，但爸爸、妈妈不愿来咨询。

自我感觉有强迫症的明明

明明母亲：衣着得体，语言缓慢。

明明：戴眼镜，文静。

咨：有什么需要帮助的？

明明：有不安全感，害怕处理人际关系。

明明母：睡眠不太好，心情烦躁，聪明、敏感，我们对他严，他追求完美。

咨：你（指母亲）学什么专业？

明明母：我学大学教育专业，二军大转业。

咨：最初什么专业？

明明母：最初几年学药学，转业后学教育30多年了，是在师范大学学的教育专业。

咨：父亲什么专业？

明明母：父亲学理工，在石化行业工作。他父亲专业好，智商高，情商低，大学毕业所有成绩全校第一。

咨：他爸目前情况？

明明母：他爸很潇洒，不太管他。从小他和他爸睡一个床，我睡地铺。他有癫痫，一直在治疗。

咨：什么时候有癫痫？

明明母：从小就有，大约在四岁时癫痫没有了，但目前仍有抽筋现象。

咨：学习成绩？

明明母：原来学习不错，初二、初三开始有些下降。

咨：目前情况？

明明母：现在是高一，高一复读了一年。

咨：复读原因？

明明母：复读原因是成绩不好，他是有心动没行动，想成绩好但上不去。

咨：目前成绩？

明明母：现在成绩有所上升。

咨：心理上有什么症状？

明明母：他有强迫思维。

明明：刚开始追求完美，整天想不通，一直想。许多事不说，在心里想不通。有时担心煤气、电没关好，最多要看二三次，想看清楚。

咨：还有什么？

明明：以前有抽烟习惯，烟头扔了怕着火，放水中也怕着火。即使踩灭了也怕。还有处理人际关系，怕说错话别人会生气，找我报复。

咨：怎么想法？

明明：任何事只要一闪念有不好的可能，就越想越怕，越紧张。大部分情况都是这样。有一次教师节送老师东西，包装好了送了又怕是空的，有人劝我别多想，但还是想。

咨：到精神卫生中心治疗情况？

明明：去年去精神卫生中心看时刚有一点点感觉（强迫）。最早是到中医院治疗，医生说我高度紧张，有强迫症。吃了几副中药，但效果不明显。这是去年6月的事。

咨：去精神卫生中心是几月？

明明：7月到精神卫生中心。医生诊断有强迫思维，开了药。药吃了不舒服，人昏昏沉沉的。

咨：药吃了多长时间？

明明：吃了一个多月没起色，还影响到学习，就自己停下，停了一个月又到医院去，重新吃药。今年3月又到其他医院，也是吃药，出现副作用。

咨：目前情况？

明明：大约一个月之前又停药。停药后感觉副作用没有了，人还是老样子。现在中药还在吃，中药吃了对睡眠有帮助。

咨：你能把医生的诊断说一下吗？

明明：强迫症，多虑，追求完美。

单独与明明母亲

咨：刚才儿子在有什么不便说的？

明明母：我们太痛苦了，我先生和我对他的教育有分歧。我父母早逝，所以讲亲情多一点，先生重事业，常怪我。我先生从小和他接触少，像单亲家庭，孩子觉得家庭不温馨。他怕着火，是在他小学四五年级，年三十从家里扔下去鞭炮，把楼下自行车棚烧掉一块。去年开始他认为社会很黑暗，可能是因为我常和先生吵。我先生有一个哥哥在证券公司工作，因有问题，被判刑三年。他父亲把他带去看他叔，说是为了教育他，可能也有影响。他认为他叔被人蒙了，就说社会黑暗。他目前要练武术保护自己，其实别人反而怕他。

咨：你们夫妻在儿子面前有争吵吗？

明明母：在他面前会争两句，我先生会说算了吧。

咨：儿子这样，你先生怎么想？

明明母：他也着急，但他比谁都潇洒。

咨：你先生在单位做什么工作？

明明母：在单位是总工程师，上下班有自己的车，平时与孩子很少聊，这两年孩子有问题了，会带他出去吃饭。

咨：你对儿子有什么措施？

明明母：开始时感到烦躁，后来越来越差，对他没要求。

咨：对儿子做得好的地方？

明明母：做得好会表扬他。

咨：这次来咨询他父亲知道吗？

明明母：他爸不知道，他出差去了。原来我有些赌气，把儿子扔给他，我们交流少了，现在感到这样不行，又有药物反应，我又接管了。

咨：从小儿子和谁一起长大？

明明母：从小到高一和我们一起长大，高一读了一学期贵族学校，因为那个学校不是读书氛围，他自卑，不会玩，就回来了。现在区重点高中读书。

咨：这次咨询他父亲知道吗？

明明母：我叫儿子发短信给他父亲，但他没反应。

咨：平时做家务吗？

明明母：现在有时洗洗碗，手脚利索。他处事能力强，朋友很多。

咨：初中情况？

明明母：他交友不慎，在学校抽烟，不上课，讲义气，帮人出头打人，还从外面叫人来打人。在学校不吃饭，叫外卖送进学校。

咨：他有女友吗？

明明母：预初年级时有个女孩盯着他，那女孩母亲嫁了三个男人，因为这样把他转入我所在学校，后来又转了初中两个，高中三个。

咨：后来呢？

明明母：后来不了解有没有女友。

咨：每月给零花钱？

明明母：有零花钱，一个月一次，100元，他不够，有时问我要。他父亲要他记账，但他做不到，他认为他父亲吝啬。

咨：给零花钱要记账，可改变方法，每周一次，允许合理超支。最近一次打是什么时候？

明明母：前年暑假，他父亲在外吹牛，儿子纠正他，回到宾馆房内，把孩子打一顿。

咨：平时有什么表现？

明明母：懒惰，没兴趣的事注意力不集中。我对他生活是无微不至，每天饭后我和他在小区散步聊天。

咨：你和先生恋爱情况？

明明母：我和先生都是初恋。

咨：对儿子情况你先生的看法？

明明母：过去他父亲认为儿子没病，最近一两年才感到他有病，应治疗，从内心讲他父亲很爱他，但孩子对他没感觉。

咨：一、夫妻培养孩子要配合。

二、对孩子学习成绩不批评，不指责，一起分析。

三、不能撒手不管。

四、要父亲来咨询一次。

单独与明明

咨：还有什么要交流的？

明明：基本上没有。

咨：什么时候分清男女？

明明：很小时就能分清男女。

咨：有否白雪公主？

明明：小学、初中时与女同学有语言来往，过生日一起玩，放学一起回去。现在没来往。

咨：对女孩的感觉？

明明：感到女孩道德品质好。

咨：对自己的成绩？

明明：我自己学习情况不太好，有时成绩做不完，会第二天到学校去抄。

咨：每天睡眠？

明明：现在一般11点钟睡觉，功课做到9点，再弄一点自己的事到11点睡觉。

咨：家务活？

明明：洗碗，拖地板，父母叫做自己的事情，房间自己打扫。

咨：出去旅游吗？

明明：以前，一年多前常旅游，近一年成绩不好，不能去旅游。

咨：最近一两次家长打你的时候？

明明：最近一次打我是四五年前，一家人出去旅游，我乱讲话，父亲打我，可能我自己也有错。

咨：零花钱？

明明：零花钱爸每月给 300 元，用于吃饭及零用。不够用妈妈再给我。

咨：对自己的成绩？

明明：成绩我想尽快上去。

咨：你没有强迫症，最多是倾向。

明明：噢。

咨：用钱要记账，每周一次，下周取钱账给父母看。

明明：好的。

咨：尽量取得好成绩，不要前后比，要左右比。

明明：好的。

案头分析：

明明在幼年时曾经患有癫痫病，随着年龄的增长，癫痫病已好转。进入高中以后成绩有所下降，为此高一还复读了一年。幼年的时候玩鞭炮把楼下的自行车棚烧了一个角，从此怕火。对所做的事情会反复查阅，怕有遗漏。母亲认为明明有强迫症，明明自己也这样想，为此看中医、看西医，并且服药治疗。以上这些都是明明心理症状的表象。

爸爸和妈妈的教育方法不同，妈妈采用的是紧盯的办法，爸爸是放任不管的态度，因为这些家里经常闹矛盾，这在明明的心里留下深刻印象。

其实，有癫痫病历史的患者一般都比较敏感、多疑。明明的心理看不出有强迫症的问题，但是存在着完美主义的倾向。反复多次做一件事是想把事情做得更好，但远没有达到强迫症的症状。因此为强迫症的问题看病、服药可能是多余的。用明明自己的话说，服药以后效果不明显。

学习成绩有被动现象，对一个成长中的孩子来说是正常的，因此让明明复读也有可商榷之处。

从整个咨询情况看，明明家里的问题需要通过调整家庭成员的角色作用来解决（家庭疗法），简单地对明明实施治疗作用有限。

咨询师建议：

一、帮助明明建立信心，尽可能地减少完美心理。

1. 明明已经是高二年龄（一般在17岁左右），应该让他自己决定做些什么，爸爸、妈妈的意见作为参考。

2. 在生活中让明明做一些力所能及的家务，锻炼自主持家的能力。

3. 有机会全家一起外出、旅游、逛街、走访亲戚，遇事听听明明的意见，提高他在家中的作用和地位。

4. 在学习上，爸爸、妈妈应从单纯提高明明成绩的指导思想改变为提高明明学习的兴趣，这样使得明明对学习有动力。

二、不要轻易地把明明确定为强迫症，明明仅表现为完美主义倾向，这两者差别很大。所以药物治疗应该停止。

三、明明从小有癫痫病，应带他去检查一下，如已痊愈应该注意不让其复发，要注意营养，保持身体健康。

四、要帮助明明减少敏感、多疑的心理，这里有癫痫病的后遗症，也有后天因生活环境引起的心理状态。

五、为了有效改变明明的心理，建议明明的爸爸一起来咨询。

知识链接：

癫痫病俗称"羊角风"或"羊癫疯"，是大脑神经元突发性异常放电，导致短暂的大脑功能障碍的一种疾病，在中国癫痫已经成为神经科仅次于头痛的第二大常见病。

癫痫的发病原理目前还没有统一的诊断标准，但是癫痫病人发病以后的表现形式有些相似，如多疑、敏感、神经质等等，这些对病人的生活有很大的影响。

随着医疗水平的提高，现在大多数癫痫病人表面症状都可以治愈，但是在生理上的反应并不一定随着表面症状的减轻而消失，在心理机制上其多疑、敏感、神经质的深层因素仍然存在，因此对有癫痫病病历的人来说，多关心他们的心理成长十分重要。

在明明的成长过程中，母亲的无微不至和父亲的不管不问都是不利于明明成长的。母亲应该关心明明的成长但不能太细太微，有些事情应该让明明自己去认识、解决。父亲不应该放任不管，应该从大处关心，帮助明明成长为一个负责任的男孩子。这些都需要父母亲的精心安排。

后记：

两周后与明明的母亲联系，明明的母亲说，因为明明的爸爸很忙，没空来。明明这两周变化较大，看一段时间再说。

多次转学以后

刚刚的父母陪着刚刚一起来咨询。

刚刚父亲：衣着整洁，人很精神，说话和气。
刚刚母亲：衣着整洁，脸色有些憔悴，语气急躁。
刚刚：身体健康，脸色白皙，看上去有些倦怠。

咨：以前有过咨询吗？
刚刚父：昨天到中山医院咨询治疗，医生说我们孩子没病，叫我们来心理咨询，所以来了。
咨：需要哪些帮助？
刚刚母：孩子高一发高烧，课程脱下来，今年高二，不想去读书了，我们有天塌下来的感觉。刚刚爸出差在外，我一人在家。孩子说心里转不过来，通过努力仍不想上学。他说为了父母亲到学校上课，但还是不想听课。现在也不和我们说话。孩子平时很好，不打架，不学坏。

咨：成绩怎样？

刚刚母：小学、初中学习较好，现在上高中，在当地一般。家长对他要求不高，能读高中，上一般大学都可以。

刚刚父：小学三四年级基础可以，后来他母亲身体不好，送私立学校读了两年，全寄宿，后来感觉到不好，又转入公立学校，但成绩下来了。小学升初中，成绩下来明显。他对学习没兴趣，后来转入公立初中，基本不看书，不学习。和父母、老师沟通少。

咨：不看书，做什么？

刚刚父：看电视、看报、打篮球、玩电脑。玩电脑，但不上瘾。

咨：成长环境？

刚刚：小学有一年在私立学校住宿。

咨：考试成绩不好，你们怎么说？

刚刚父：我跟他说成绩不好以后可以努力。

刚刚母：我会唠叨，和别人比。

咨：有没有骂他？

刚刚父：我不会，他妈会刺激他。

刚刚母：我会说父母脸被丢掉了，我会口无遮拦，当时也想这样孩子会承受不了。

咨：什么时候到上海？

刚刚父：前天到上海。

咨：和老师沟通吗？

刚刚母：老师对他评价很好，他不去读书老师来电话，我们说他身体不好请几天假。

咨：刚刚谈一下。

刚刚：在学校待的时间太长，厌烦。对学习环境也腻了。

咨：什么时候不想读书？

刚刚：初三、高一有这样想法，主要是学习紧张和环境影响。

单独与刚刚父母

咨：有什么补充？

刚刚母：初三时外公生病，我去陪，由姑姑陪他。前后一两个月，每天放学有一个小时上网，不上夜自习，我知道这事后打他，他也知道错了。

刚刚父：上网不仅打游戏，还和女孩子聊天，有一年多了。有否网恋，我们不知道。他是班干部，体育委员，有时作业也不做，也不和同学交往。

咨：最近一次打他是什么时候？

刚刚父：初二时为他上网打过他，后来再也没打了。

咨：最近指责批评他？

刚刚母：差不多一个多月前。他不想读书，想打工。

咨：自己的事能否自己做？

刚刚母：他从来不做，我对孩子很宠，舍不得。

咨：最怕孩子出现什么状况？

刚刚父：孩子什么都不说最可怕。

咨：这很对，让孩子和你们沟通最重要。孩子有什么优点？

刚刚母：不说脏话，不骂人，素质好，关心人。一家四口吃饭会考虑别人，比较听话。

咨：家有电脑？

刚刚母：家里上网，最近不上学，整天上网，吃饭也匆匆忙忙。

咨：你们的工作？

刚刚母：我退休。

咨：姐姐做什么？

刚刚父：大三实习。

咨：几点建议：

  一、和刚刚建立朋友关系，多交流、多沟通。

  二、掌握特点，因势利导。

  三、表扬为主，不批评、不指责。

刚刚父、母：好的。

单独与刚刚

咨：有什么想法？

刚刚：学校、家里太严，不自由。

咨：成绩水平？

刚刚：处于中下游，很累。

咨：对哪些课感兴趣？

刚刚：体育，其他都不感兴趣。

咨：电脑上做什么？

刚刚：聊天和游戏。

咨：上网感觉？

刚刚：上网感到心情好一点，上学课程乏味、枯燥。

咨：什么时候有这种感觉？

刚刚：以前不强烈，一年前强烈了。

咨：有没有崇拜对象？

刚刚：喜欢音乐，对有些歌星崇拜。

咨：对父、母看法？

刚刚：妈妈太唠叨，为小事唠叨。爸爸比较心平气和。有事不跟爸妈说，自己憋着。

咨：有没有好朋友？

刚刚：同年级多，不去读书有的会来电话问。

咨：零花钱？

刚刚：有时一天给一次，不固定，有时几十元，有时不多。没有了就给。

咨：什么时候分清男女？

刚刚：小学一二年级。

咨：什么时候有白雪公主？

刚刚：五年级，同班，住宿的。离开私立学校后分开。初中也有。

咨：对性知识？

刚刚：从网络上，也看碟。

咨：女同学关系好的？

刚刚：有四五个同学，打打闹闹，没有其他亲昵动作。

咨：对将来有什么打算？

刚刚：没有。

咨：建议考虑今后怎么办。有否出去实习、打工经历？

刚刚：没有。

咨：建议有一个实习经历。提两个要求：

　　第一个要求，零花钱记账。

　　第二个要求，小家务自己做。

咨：学习怎么打算？

刚刚：想换一个学习环境，高中毕业后再选一个专业。

咨：换学习环境要看情况，如能实现最好，如不能实现还要继续学习。因此回去后一定要恢复上学。

刚刚：好的。

刚刚和父母一起

咨：今天咨询下来，没发现刚刚有什么心理问题。但是刚刚的学习过程变化较多，从最初的走读到后来的住读，从私立学校到公立学校，学习环境不断变化，对他影响很大。对于学习环境的变化不应仅仅以家庭的需求为主，也应多听听刚刚的意见，毕竟他已经成年了。

除了刚才给出的几点建议，特别应注意刚刚已长大成人，应关心他在性成长方面的状况。

案头分析：

刚刚是一个高一的学生，近一年来，他出现了厌学的情绪，厌学的原因有以下几点：

多次转学，从公立学校转到私立学校，又转到公立学校，频繁的转学不利孩子的成长。

在转学的时候没注意孩子的需求，造成刚刚的成绩从转学前较好到转学后较差，直至不愿意去上学。

家里有电脑，但对刚刚使用电脑的限制不够，使得他无节制地上网。这也是厌学的一个因素。

这是典型的亲子冲突，父母与孩子沟通不够，致使相互间交流很少。爸爸的严肃和妈妈的啰嗦都不能改变刚刚。

咨询师建议：

父母与刚刚应建立朋友一样的沟通关系，遇事相互商量解决。

对刚刚的不足，不批评，不指责，更不能打骂。

刚刚的妈妈也不应该刺激刚刚，讲丢脸一类的话。

让刚刚利用寒暑假到社会上去打工，锻炼意志，学会吃苦。

上学的时候每天最多上网一个小时,周六、日可以上两小时。

刚刚已进入青春发育期,由于性的成熟会直接影响到他的行为模式、他的自我意识、他与人的交往方式,因此对这个方面应引起父母的足够重视。应让刚刚尽早回到学校,投入学习。

知识链接:

心理学家对情绪和情感的关系有许多理论,但是归根到底情绪、情感是一个逐步发展的动态的过程,这一发展过程与青少年的成长息息相关,与青少年认识的由低到高,需求的从小到大,人格的从偏到全的发展,紧密地联系在一起。

由于青少年的心理成熟程度和生理成熟程度、社会认识成熟程度不一致,他们的情绪会跌宕起伏,情感活动丰富多彩。这是每一个健康青年都会出现的情况。对这种情况我们不能错误地把它归入心理问题的范畴之内。了解这些青少年成长中的情绪、情感的发展特点,可以有针对性地对他们进行调节、疏导,从而促使他们向健康的方向发展。

父母离婚以后

军军：高一学生，看上去较瘦，较黑，长得不高。
父亲：身材不高，人非常结实，皮肤白皙，从事保险业务。

咨：怎么知道我们咨询中心的？
军军父：通过朋友介绍，并经华东师范大学老师推荐找到中心，找到你。
咨：主要什么问题？
军军父：孩子厌倦学习，想自己出去闯一番天地。他前一段时间学习放松，现在想要很困难，压力大，非常无奈。近段时间最高考了班级第 20 名，最低的时候仅考了第 50 名。
咨：爱好什么？
军军父：有时看书，还喜欢各种运动，篮球、乒乓球，还有电脑。
咨：母亲在哪里工作？
军军父：他妈在邮政局工作。我做保险。我是大专，他妈是中专。他的表姐在北大，他的一个表哥在布里斯班大学，另一个表哥在上海大学。我们都希望他能像他的表哥、表姐一样。

军军：每个人不一样，有的人靠读书，有的人不一定靠读书。

咨：平时怎么教育孩子？

军军父：对他宽松一点他还讲道理，严厉一点的话他会不到学校去读书。

咨：平时接触最多是谁？

军军：和妈妈接触多。

咨：和爸爸呢？

军军：平时中午和爸爸见面，其他时间见不到。

军军父：为了他的读书，我和他所在学校的校长、老师的关系都很好，他一直说我对他期望值太高，压力太大。其实我们要求孩子只要他尽力就可以了，不要压力太大，能顺利发展就行。

咨：平时指责、批评有吗？

军军父：指责、批评常有，但打骂仅一两次。

军军父：平时他母亲和他谈别的可以沟通，但只要一提到读书，他就会不高兴，在学习上没深入交流过。

咨：孩子从小和谁一起长大？

军军父：从小和我们一起长大。

咨：幼儿园、小学有全托吗？

军军父：幼儿园是全托，小学在家附近。进入高中是花钱的，在班中处中下水平。

咨：现在你们怎么生活？

军军父：在他初二时，我和他妈离婚，孩子判给他妈。平时他也和他妈一起住。现在我已再婚，他妈仍是单身，和他妈离婚责任在我。

单独与军军父

军军父：他一直想直接出国，因为离婚，我觉得欠他很多，我也欠他母亲。责任都在我。

咨：除了读书还有其他吗？

军军父：他还有早恋现象。今年暑假他在南通交了个女朋友，女孩是师范学校学生，那女孩家庭条件差，素质修养差，据了解孩子和那个女友是网上认识的，儿子对她很迷恋。

咨：还有什么现象？

军军父：平时零花钱统一由他妈给，有时也发现他偷偷地拿他妈妈的钱，但一旦问他，他也承认。谈朋友前学习情况不错，谈了一年不到，有一次考试他认为自己不行躲着不去考，后来找到他，他哭着说怕考不好，有压力。

咨：你们离婚的原因他知道吗？

军军父：离婚是因为我外面有人，现在已和她结婚。关于我们离婚他从来不说。

单独与军军

咨：有什么感觉？

军军：感觉不爽，压力大，感到自己特殊，家长条件这么好，父亲和学校关系很好，从班主任到政教处关系都很好，受关注太多。

咨：你对父母有什么想法？

军军：妈妈的兄弟姐妹，在婚姻上都比较好，而爸爸的兄弟姐妹都离婚，不好。

咨：爸妈怎么离婚的知道吗？

军军：知道的。爸爸是没有办法，被那个女的逼的，他被那女的抓住把柄，没有办法，只能离婚。

咨：你每月有零花钱？

军军：一个月有300多元，包括饭钱。

咨：问几个题外问题：你什么时候能分辨男女？

军军：在幼儿园时就能分辨了。

咨：什么时候有心中偶像，有好感的女孩子？

军军：大约在五六年级时有，但从来未牵过手，仅仅是说说话。初中时有一个女同学，我对她很有冲动。初三时还有一个同班女同学，但进高中后，不再联系。平时有喜欢的女孩，但没到固定的程度。

咨：现在有女友吗？

军军：原来有过，但父母不同意现在不谈了，主要是爸到那女孩的家里去，和她的爷爷吵起来，最后不欢而散，分手已一个月了。

咨：有没有性生活？

军军：有过一次。

咨：在哪儿？

军军：在宾馆。

咨：通过什么途径了解这方面知识？

军军：看书，书上都有。

咨：今天单独谈到这里，接下去做两件事。

一、每周50元零花钱，但要记账。

二、对学习不看结果，但要注重过程，平时要努力。

军军：可以。

咨询师建议：

请爸爸、妈妈一起陪军军来咨询。

第二次咨询

爸爸、妈妈陪军军一起来咨询。

在第一次咨询时，咨询师要求军军的母亲来咨询一次，原因有三：

一、军军的父母离异，军军与其母生活在一起。

二、军军自己反映平时妈妈对他了解更多。

三、军军对母亲的兄弟姐妹的印象好于对父亲的兄弟姐妹的印象，主要是父亲的兄弟姐妹都离婚了。

父亲：结实、健康，生意上很成功，很健谈。

母亲：健康自信，有自制能力，也善谈。

与军军父母

军军父：他个性强，平时和他在一起不谈学习可以很好地交流，一旦谈学习他会很不高兴，就没办法继续谈下去。

咨：平时不谈学习交流什么？

军军父：他喜欢的，如篮球、足球，凡是他喜欢的。

咨：妈妈平时与他交流什么？在什么时候多一些？

军军母：从小有和孩子一起去散步的习惯，一边走一边聊，只要不谈学习会很高兴，有时中午他回家吃饭也常交流。

咨：孩子身上最可怕的是发生什么事？

军军父：不好好读书，学坏，早恋。

军军母：不好好做人。

咨：这些都已经是结果了，要正面面对，怕也没用了。其实最可怕的是孩子不愿把心里话告诉你们。因为孩子做每一件事都有一个准备期，最好在准备期他能和你们沟通，是好事大家高兴，是坏事你们可以帮他分析，这样能把坏事结束在萌芽状态。

军军父母：刘老师说得很对，我们今后会注意的。

咨：孩子已18周岁了，应把他看成朋友，互帮互助，而不是家长式的教育方法。

军军父母：可以做到。

咨：一定要从心里全面地去做到这一点。

军军父母：好的。

单独与军军

咨：有些什么想法？

军军：父母只要求我读书，好像除了读书其他什么都没有了，所以我反感。他们常用舅舅家儿子作为我的榜样，但我认为表哥是个书呆子，除了读书其他什么也不懂。

军军：对学习提不起劲来，每天是反复操练，没有新意。

咨：上次咨询要求做的两件事都做得怎样？（拿记账本给咨询师看）

咨：记得可以。一定要坚持下去，这样对你今后会有好处。

军军：好的。

咨：对学习不要过分看重结果，要十分注重过程。只要努力学习就可以。

军军和父母一起

咨：这次咨询以交流沟通为主，要坚持做好第一次咨询交代的事项。

军军父母、军军：好的。

案头分析：

军军的父母在他初二的时候离婚了，离婚的原因军军知道得很清楚，爸爸有外遇，被对方逼得没办法，才和妈妈离婚，与第三者结婚，整个咨询过程中军军始终只谈爸爸妈妈，不谈那个后妈（第三者），从咨询情况看军军对他父亲是有怨恨的。

军军刚刚高一，已有女友，并且有了第一次性的交往，这和父亲的示范作用有没有关系呢？当然现在的网络、书刊上也有许多有关性的内容，如果他有一个完整的家，即使有社会影响，也不一定会做得那么早，这是不是一种报复？

军军父亲对军军的教育也有很大的问题，不仅有指责，还有打骂，常把亲戚孩子的情况拿来刺激军军，这样做的效果有时是适得其反。平时军军和妈妈一起生活，应该说妈妈对军军的影响更大一些。

看得出军军已经有自己的分析、判断能力，对爸爸的兄弟姐妹和妈妈的兄弟姐妹的婚姻情况的分析很有代表性。

咨询师建议：

一、妈妈继续保持与军军的良好沟通，爸爸也应经常保持沟通。沟通的方法主要是倾听而不是教训，指责。

二、在学习上不用过多干涉，军军18周岁了，应讲明道理，让军军自己去把握。

三、不要拿亲戚家、别人家的孩子与军军比，这样比的结果是使军军反感、抗拒，应从正面鼓励军军。

四、应给军军更多关爱，军军有敏感、自卑情绪。

五、每月零花钱应记账，写明金额与用途。

六、建立必要的性行为规范，尤其在交女友问题上。

知识链接：

父母离婚对孩子的成长的影响是多方面的，当孩子看到同学们的父母成双成对地带着孩子出门，他会非常羡慕，从反复的羡慕之中会产生怨恨，发展成自卑的倾向。

案例中军军十分清楚父母离婚的原因，是爸爸有了第三者，而且还是爸爸现在再婚的对象。从他的言语中可以看出对这个第三者的蔑视和怨恨。

由于他爸爸的这种行为间接影响到军军的行为举止上，他在高中期间已谈了女友，而且有了性行为，这和军军爸爸的示范作用有关。

而且军军的观察也很到位，爸爸的兄弟姐妹都离婚了，而妈妈的兄弟姐妹没有这种现象。这是一个已经成年的孩子的分析。这也是军军爸爸现在做了许多努力，仍不能有比较良好的结果的主要原因之一。

一般情况下父母离婚环境下成长的孩子比较敏感，较多的有自卑情绪，因为父母离婚会影响到孩子的性格、人格的成长，父母如果能够多注意孩子的问题，及时地采取各种措施，这种影响会较小，但是如果父母只顾自己的感受，不关心孩子，那么这种影响会大得多。

刚子的"心理疾病"

刚子父亲：驾驶员。内向，不善言辞。

刚子母亲：公司职员。外向，说话口气急，善于表达，有些急躁。

刚子：16周岁，1.80米，性格开朗，善于沟通。

咨：需要哪些帮助？

刚子母：刚子初二时因为逃课、谈朋友、上网吧等曾到精神卫生中心治疗，将近三年了，效果基本没有。现在越来越不行了。

咨：每次治疗相隔多长时间？

刚子母：短的两星期，长的两个月。最近一次精神卫生中心要求孩子住院，我们看效果不明显，所以不同意。经过熟人介绍才找到你们这里。

咨：孩子看上去身体很好，喜欢什么运动？

刚子：喜欢打篮球。

咨：主要有什么心理上的问题需要解决？

刚子母：孩子小学时成绩不错，进入中学后，曾被选为中队长，但当时班主任老师不让他干，让另外一个女同学做中队长，他感到很受打击，情绪波动很大。

咨：有些什么反应？

刚子母：主要认为读书没用，只要有背景就能解决问题。刚进初中时，体育老师看他身体好，让他参加体育运动，但从初二起发生逃课、逃夜现象，逃课是去打篮球，逃夜有时是上网吧。和一些表现不好的同学交往，还谈女朋友。叫他们不要来往，他还说不可能。到了初二暑假前看看没办法，就让他到精神卫生中心去治疗。

咨：有否让你们家庭互动治疗？

刚子母：没有，一开始医生说肯定能治好，没问题，但两年多来一直没效果。

咨：初二时主要是什么问题？

刚子母：一是打篮球逃课，二是谈朋友。他谈的女友都是单亲家庭的，表现一般都很差。

咨：谈女朋友是什么情况？

刚子父：一开始他都是随便接触，时间长了就变成认真谈了，现在叫他们分开，他们不同意。

咨：还有什么其他情况？

刚子母：他这样，我们父母很急，给他压力，今年5月份他逃课三周，但到6月份考试倒还可以，有几门不及格，老师讲他三周不上课，能取得这样的成绩不容易。但仍要他留级，他自己表态在学校不留级，如换一个学校可以考虑。他平时功课基本不做，一学期下来本子基本是新的。

咨：要留级是学校说的？

刚子父：在开家长会时老师讲的。他实际上考试成绩都及格，但由于平时成绩没有，所以总评不及格，要留级。

刚子母：平时用钱大手大脚，请同学吃饭要用几百元。

咨：其他还有什么情况？

刚子父：不讲真心话，说谎。

咨：父母说得对吗？

刚子：表面情况是真实的。说我不讲真心话是有道理的，问题是如果讲了真心话反而行不通。说我过去表现好，那是没办法，不懂事，但非常痛苦。小时候要我写毛笔字又要我画画。我心里只喜欢画画，但他们不允许，我只得去写毛笔字。在小学五年级以下是看不到电视的，家里也不开电视。在我初二之前不允许我与外人接触。我认为读书好坏没有用，好坏由老师说了算，由老师决定。我现在喜欢和比我大一点的人接触，和他们一起玩很开心。

咨：到精神卫生中心治疗以后怎么想法？

刚子：医生说服我要适应家长，当时小还能听，现在大了有自己的想法，不可能回到过去小时候那样。

刚子父：到高中以后曾经放宽对他不管束，但他逃课、放弃读书是不应该的。我认为我们家长做得是对的。小孩到了这个年龄都想自己做主，但又做不好事情。

单独与刚子

咨：除了刚才说的还有什么补充的？

刚子：父母在我小时候管得紧，母亲话多，唠唠叨叨，父亲相对松一点，但也有一点不管不问。我母亲讲啥我就得做啥。这两年我大了，父亲对我更放松一点，父亲不管也有问题。他们管我应注意方法。

咨：这次留级有什么想法？

刚子：留级是个教训，我自从知道留级将过去的手机号码换掉了，不再和过去的朋友见面，联系。自己也反思，以后要好好学习。

但母亲对我说什么都要我照办，我很反感。

咨：5月份离家出走什么原因？

刚子：5月份那天放学后功课不多，我打了一会篮球，大约8点左右回家，原本打算吃了饭做做功课睡觉，但母亲讲了许多话，当晚睡觉后，半夜起来，拿了家里400元钱出去了。

咨：怎么生活？

刚子：有时住同学家，有时住朋友家，平时上上电脑，或在外面玩。

咨：在学校时有否谈过女友？

刚子：刚进初中时有一个同班女生感觉很好，也到外面玩过，仅两个礼拜就结束了，原因是父亲知道了，打了一顿，只能停止。初二时谈了一个，谈了一年半进高中后就分手了。和她们接触都只是搂搂抱抱，其他没有。进了高中后谈了一个，我很认真，也很天真。第一年寒假她回香港度假，因为她是香港人，回上海后14号情人节我约她出来，她说身体不好不出来，当天晚上我在网上看到她上网了，后来吵起来闹得很厉害。后来也分手了。今年三四月份朋友介绍认识了一个初三的女孩，但她为人不好，又分手了。不久前又谈了一个初三女生。现在我明白一点，女朋友不能找太漂亮的，长相一般就好，两个人只要投机。

咨：有没有超越一般关系的？

刚子：没有。最多接吻，搂搂抱抱。如果超越了，我们都未满18岁，一旦怀孕那不好。

咨：对男女之间的事知道吗？

刚子：知道。

咨：通过什么途径知道和了解的？

刚子：初中时看过黄碟。

咨：在哪看？

刚子：在自己家的 DVD 或同学家里看的。

咨：什么时候分得清男孩、女孩？

刚子：大约在幼儿园小班。

咨：学校生理课上有没有讲这方面的知识？

刚子：没有讲过，父母亲也没有讲过。

咨：平时有否零花钱？

刚子：没有，有时爸爸给我 10 元，不多给。其实我自己用钱很小气，也很吝啬，因为自己钱不多。

和刚子父母

咨：孩子从小由谁带大？

刚子母：我们自己。

咨：有否上过全托班？

刚子母：幼儿园、托儿所上全托班。

咨：你们看一看孩子除了刚才说的不足，还有什么优点吗？

刚子父、母：我们看不到他的优点，好像没有优点。

咨：在短短一个小时的接触中，我发现他有两个优点：第一，善于与人接触、交流，有亲和力；第二，孩子很聪明。

刚子母：老师讲的这一点，我们也有同感。

咨：为什么刚才说不出来呢？

刚子母：刚才就想到他的不足、错误。

咨：刚子出现什么情况你们最担心？

刚子母：和不三不四的人在一起，吸毒、做坏事。

刚子父：不读书，考不上好的学校。

咨：这些都已经是结果了，其实你们应该担心的是刚子不和你们交流，因为他想做的每一件事都有一个思考过程，在这个过程中他能和你们商量、沟通或许你们可以在萌芽状态及时制止，所以与刚子建立良好的沟通很重要。

刚子母：这一点我们没注意。

咨：以后可否多沟通？

刚子父：我们会注意的。

咨：刚子的零花钱你们怎么给？

刚子母：他需要了会向我们要。

咨：可否有计划地给，每周给他50—70元，每周日给，让他记账，记使用钱的账，凭账单领下一周的零花钱，一定要严格做到这一点。当然有时账可能出错，那也没关系。

刚子母：这可以做到，但刚子不会记账的。

咨：开始两次可以让他补上，在账没记前一定不能给零花钱，这样坚持会有好处。

刚子母：这是医院开的住院证明，要求刚子住院治疗，说他有严重的心理问题。

咨：通过今天咨询我没有感到刚子有心理问题，但是有一些行为规范上的问题。

第一次咨询以后两周，刚子和父母又来咨询了，当着咨询师的面，刚子和母亲争执起来，而且语言非常激烈。而刚子的父亲则在一边沉默。从这一点上可以看出，在家里刚子和母亲间的相处关系是比较紧张的。

刚子的父亲说，第一次咨询以后刚子有些改变，向父母要零花钱能够记账，上学也正常，但和父母的沟通仍不是很顺畅。

刚子的父母要求咨询师可不可以在允许的情况下，到刚子的学校去了解一些情况。

经过再三考虑，咨询师同意了刚子父母的要求。

咨询师访问了刚子学校的班主任、教导主任和校长，他们一致认为看不出刚子有心理问题，在学校仅成绩差一点，其他都可以，倒是刚子的母亲有点急躁情绪，刚子目前情况与家庭环境有关。

案头分析：

刚子从小在全托的托儿所和幼儿园长大，这样环境长大的孩子在青少年时期，如果父母不掌握恰当的教育、沟通方法很容易造成与父母的感情隔阂。

从小刚子在父母的高压下成长，刚子喜欢画画，而父母要求他既画画又写毛笔字。尽管刚子非常不愿意写毛笔字，但父母严厉要求，刚子也没办法。

刚子从小成绩不错，到了初中二年级，随着年龄的增长有些不听父母的说教了。父母为了管束刚子又没有有效的方法，想到了到精神卫生中心去寻医。其结果是两年多下来基本没有效果，由于父母的教育方法欠妥，刚子的叛逆心理更加深了一层。

从接触、沟通的情况看，刚子的母亲在教育孩子的时候情绪上特别容易冲动，言辞也很激烈。这种冲动情绪和激烈的语言对刚子的成长是十分不利的。

在咨询过程中，当咨询师问起刚子有什么优点时，刚子的父母一致回答是没有。而当咨询师说到刚子至少有两个优点时，刚子的父母都同意咨询师的意见。这种情况在各类孩子的咨询过程中，经常遇到。由于孩子的缺点、不足或与父母冲突，父母往往只看孩子的缺点、错误，而忽视了孩子的优点、长处。这对家庭生活的和谐十分不利。

刚子已经是个高中生了,平时在外应该适度地给一些零花钱。刚子父母的做法是,刚子要了、讨了才给。用刚子母亲的话说,要零花钱时,刚子像个要饭的叫花子。这样做不利刚子的健康成长。合适的做法是每周约定一个时间给固定的零花钱,但必须把上周花钱的账本给父母看。

刚子已经是十六七岁的青少年,已经步入性成长期,父母亲应该循循善诱地和他沟通有关性的知识。中国的大多数父母都不会也不善于和孩子进行这方面的沟通。其实现在的孩子早已通过其他手段,如网络、DVD等了解了粗浅的性的知识,但是由于没有很好地接受系统的教育,他们很容易抱着原始的冲动和好奇心做出许多难以理解的事情。

咨询师建议:

从整个咨询情况看,刚子没有心理问题,但是在其成长的过程中由于父母的教育方法、手段偏差,致使刚子养成了一些不良的生活习性。

一、刚子的父母应该和刚子建立良好的沟通,有事多和刚子商量。

二、在家庭中沟通时不讲过头话,不讲激烈冲突的话,心平气和地交流。一时达不成一致意见,可以放在下一次再行沟通。

三、刚子没有显著的心理问题,可以不用继续到精神卫生中心治疗。在家庭交流中,多肯定刚子的长处、优点,尽量做到不揭伤疤,不讲过头话。

四、父亲对刚子的性的成长应给予一定的沟通,让他有一个正常的性心理成长的历程。

五、正确面对这次因平时成绩问题而留级的事情，鼓励刚子汲取教训，认真学习，走好今后的路。

知识链接：

青少年成长的重要指标，也是一个重要任务，是在情感上逐步地潜移默化地与父母分离，学会自我管理，承担应有的责任，学会做出各种决策。这一过程被称为青少年自主性发展阶段。

青少年的自主性发展一般可以分为三种类型：情感自主性，行为自主性，价值自主性。这三类自主性涉及青少年自主性发展的不同方面，它们互相联系，相辅相成。随着青少年的成长，他们逐步能够依靠自己，不再依赖周围的人，能够经受住他人的不同意见和压力，不再听从别人而坚持己见，能够独立思考，确立明确的价值观和行事原则。

青少年的自主性发展往往是以与父母的冲突、矛盾为代价的。在青少年自主性成长的过程中，会出现紧张的家庭关系、激烈的亲子冲突、频繁的矛盾隔阂等严重问题。有的青少年可能对父母桀骜不驯，态度消极，甚至肢体冲突，有的还会走出家庭到社会上去寻求安慰，向同伴寻求同情等。

青少年的自主性发展不必然会使家庭的冲突增多，在青少年自主性成长的过程中，如果父母不能及时根据青少年自主性的发展去调整对孩子的教养方法，仍然保持着孩子幼儿期的高压、照顾、保护的方法，那么亲子间冲突、矛盾的出现是一种必然的结果。

皓皓不去参加期末考试的原因

这天咨询中心来了四个人,爷爷、奶奶、爸爸和皓皓。

爷爷:衣着整洁,精神很好,不善言辞。
奶奶:衣着整洁,很精干,快人快语。
爸爸:衣着整洁,有一定涵养,但眼神焦虑、疲惫。
皓皓:高个子,人很白,戴着眼镜,很斯文。

咨:从哪里过来?
皓皓父:从外地过来。
咨:以前有过咨询吗?
皓皓父:从来没有过。
咨:我个人建议皓皓去外面坐一下,先和三位家长沟通一下。
皓皓父:可以。

与皓皓祖父、祖母、父亲

咨：你们不用准备，就随便讲。

皓皓父：他这次考试也没参加。

咨：他现在读几年级了？

皓皓父：初三了。下学期要毕业考了。

咨：什么原因？

皓皓父：电脑。现在是电脑拆了不让他玩了，就买书给他看。跟他讲话他嫌你烦，听不进去，说你烦死了。

咨：谈谈孩子的整个成长过程。

皓皓父：他是直接考进重点的。

咨：除了电脑之外他其他还有什么爱好？

皓皓父：打游戏。

咨：除此之外呢？

皓皓父：每天看书。炫动小说。

咨：今天他妈妈怎么没有来？

皓皓父：他妈妈工作忙没有时间来。

咨：爸爸是干什么工作的？

皓皓父：现在是帮单位开车，原来是银行客户经理。

咨：是什么原因从银行客户经理到开车？

皓皓父：是因为合同到期了。

咨：妈妈是什么工作呢？

皓皓父：是单位里搞营销的。

咨：孩子从小是和谁一起长大的？

皓皓父：和我们。

咨：谈一谈孩子的成长过程？

皓皓祖母：孩子1—4岁的时候是和我们在一起生活的，后来买了房子，孩子放学就直接回家，和爸爸、妈妈在一起了。放假的时候我们也有去带的。

咨：后来有没有住读的情况？

皓皓父：没有。始终是上课、读书、下课回到家里。

咨：爸爸、妈妈的文化程度？

皓皓祖母：他爸爸是大专，妈妈是初中学历。

咨：孩子今年14周岁。孩子平常和你们交流的情况？有没有骂他、打他。

皓皓父：基本上没有。读小学的时候有打、骂过，上了初中后基本上不打只骂。

咨：这次他不去考试你们采取一些什么措施？

皓皓父：早上送去的时候好好的，到学校大门口还有50米的路要拐进去，里面车多不好停，就没有送进去，结果那天他没去学校。那是考试前四天，两天一夜没回来。

咨：你们见到他的第一反应是什么？

皓皓父：刚好那天我哥开车见到他，把他领回家的。

咨：领回家以后家长看到他的第一反应是什么，有没有批评他？

皓皓祖母：没有。我们找到他高兴死了。

咨：他以前有没有出现这种情况？

皓皓父：有一次，早上出去，晚上回来，学校没去。

咨：以前还有吗？

皓皓父：从来没有过。

咨：他平时交的朋友是什么情况？你们了解吗？

皓皓父：他比较内向，没有知心的朋友。小学里朋友很多的，到了初中不和我们讲话。

咨：他平时在家里最愿意和谁交流？

皓皓父：和舅舅的小孩，比他小两岁。关系也不是很近。

咨：原来一岁到四岁是在农村，从四岁以后就和你们一起住了，那他从小学到中学当中有没有转学的情况？

皓皓父：五年级的时候两个区的小学合并在一起了。

咨：你把他的性格简单地为我描述一下，大概是一个什么样的孩子？

皓皓父：比较内向，基本上没有什么爱好。以前喜欢打电脑玩游戏，现在喜欢看炫动小说。

咨：你有没有和他交流过？

皓皓父：交流过。他基本上烦我。

咨：那他和他妈妈呢？

皓皓父：也是这样的。

咨：孩子正处于逆反期。逆反期开始的时候是虚岁的15—16岁，大约到20岁左右结束。这个阶段的孩子对所有教训式的语言表现反感。在这阶段要和孩子建立良好的沟通关系。现在问题是你把他电脑拆了。他是什么反应？你是什么时候拆的？

皓皓父：拆了一年多了。

咨：他在这一年多的变化你注意到了吗？

皓皓父：变化不大，突然之间他不想出去了。

咨：因为你儿子非常内向，问题在于没有很好地沟通。他平时到外面去玩电脑吗？两个白天一个晚上没有回来他在哪里？和你说了没有？

皓皓父：到现在没有说过。他说在车库里面。

咨：他现在初三了，他在外面吃饭之类的你们有没有给他零用钱？

皓皓父：有，他拉卡的。

咨：社会上呢？

皓皓父：出去给他零用钱，他说买书了，一个礼拜给他100元钱。

咨：平均每个月你们给他多少？

皓皓父：这个没做记录。

咨：今天来他妈妈是什么态度？

皓皓父：他妈妈强烈要求他来。

咨：这次孩子是什么想法，他想来吗？

皓皓父：不怎么想来。

咨：孩子和陌生人的交流怎么样？

皓皓父：基本上没有交流。他高兴的时候和你说话，不高兴的时候就是不说话。

咨：还是逆反期的情况。接下来我和孩子个别谈一下，然后再和你们沟通。

单独与皓皓

咨：刚才爸爸和你爷爷、奶奶谈了些情况。你能和我交流一下吗？

皓皓：我做什么事情他们都不考虑我的感受。

咨：你能举个例子给我听听吗？

皓皓：他们所做的决定都不告诉我。

咨：今天我听到你爸爸跟我说了个例子，去年12月把你电脑拆掉了，你心里肯定不开心。还有些什么事情你和我说说，最近有没有？这次他们来比较着急的是你初三期中考试没去的问题？你是怎么想的？

皓皓：他们给我的压力很大的。只要我学习不让我休息，要我考名次。

咨：你两天没有回去你在哪里呢？

皓皓：随便逛。晚上找个车库。

咨：当时那么冷想不想家啊？

皓皓：嗯，想的。

咨：你这次没考的话老师是怎么反应的？

皓皓：还没去过学校。

咨：你对你自己学习上有什么打算？估计能达到一个什么水平？

皓皓：20—30名。

咨：20—30名在那边属于很拔尖的了。你现在和你爸爸、妈妈的关系，感觉能和谁沟通？

皓皓：跟妈妈。

咨：你回忆看看，在你的成长过程中，爸爸有没有指责过你、骂过你？

皓皓：没有。

咨：这次你爷爷、奶奶和爸爸一起过来你知道是来咨询吗？

皓皓：不知道。

咨：那你以为是什么事情呢？

皓皓：我也不知道。

咨：你在学校里面有没有好朋友？

皓皓：有的。

咨：这次你没去考试他们怎么说？

皓皓：还没见到。

咨：你现在寒假、暑假是怎么过的，天天在家还是到外面去旅游？

皓皓：大部分时间是在家里。

咨：这几年有没有旅游过？

皓皓：有。

咨：最近一次是什么时候啊？

皓皓：去年暑假出去过，安徽大别山。

咨：你现在对你自己的学习和将来有没有思考过？

皓皓：想考医学大学。

咨：非常好！你这次没去考试要不要补考？

皓皓：要补考的。

咨：关于你爸爸妈妈对你如何要求，我会和他们沟通的。你比较喜欢玩游戏，有没有到外面网吧里去玩？

皓皓：没有。

咨：现在爸爸把电脑拆了怎么办？

皓皓：没办法。

咨：你比较喜欢看书，喜欢看一些什么书？

皓皓：喜欢看一些小说，炫动小说。

咨：学业中自己感觉成绩比较好的是哪几门课？

皓皓：语文好，数学几何不太好，英语还好。

咨：其他学科你还有什么喜欢的，体育喜不喜欢？

皓皓：喜欢打篮球、跑步。

咨：你有没有对爸爸说把电脑重新装好？

皓皓：有。但是，还是不让我装。

咨：如果通过这次咨询你爸爸愿意把电脑装好，你会怎么办？其实任何一个爱好都是一个很好的事情，就是要有一个控制。看书也一样。你也可以看些世界名著。

皓皓：是的。

咨：现在爸爸妈妈给你零花钱吗？

皓皓：不给。

咨：那你要的话他们给不给？

皓皓：我买东西他们会给我。

咨：你的同学他们平时的零花钱是怎么花的，也和你一样吗？

皓皓：不知道。

咨：你大概在什么时候分辨男女？

皓皓：幼儿园。

咨：你在小学的时候有没有喜欢过什么女孩子，想和她说说话？

皓皓：有的。

咨：那现在这个女孩在干什么？

皓皓：现在见不到面。

咨：那到初中呢？

皓皓：没有。

咨：你对你爸爸是一个怎么样的看法？

皓皓：我不希望他说的事情他也说。

咨：能具体点吗？

皓皓：反正碰到人就和别人比来比去。

咨：很多家长都是这样。那妈妈呢？是感觉亲切呢还是很严厉呢？

皓皓：一般吧。

咨：你平时在家里亲戚里你愿意和谁说说话？

皓皓：妈妈。

咨：在学校同学之间呢？

皓皓：和好朋友。

咨：你现在已经14周岁，春节一过虚岁16岁了，就你目前的情况，如果爸爸、妈妈能替你把电脑装好，你能否控制自己一天上电脑一个小时，别的时间用于学习、家务？在寒暑假期里一天上电脑两个小时，读书时半小时到一小时能控制好吗？

皓皓：能！

咨：这次回去后和学校联系一下，看能不能补考。你回去之后在心里想想还有什么和刘老师说的。你也是个大人了，有的事情能自己做主，要学会自己控制自己。关于电脑的问题我和你爸爸、爷爷、奶奶说，你也要写个保证给爸爸妈妈。除了看小说之外还可以看些其他东西。

与皓皓祖父、祖母、父亲

咨：刚才和孩子沟通了一下，你们的孩子确实是很内向，但和我沟通还是很顺畅的。他这次为什么不去考试你们知不知道？

皓皓父：不知道。

咨：他说了一个情况，爸爸、妈妈给他的标准太高了。考试必须考到10—20名。他自己估计到30名，觉得自己考不到就不去考了。他是外国语学校，能考到30名已经很好了。另外家长跟他的沟通中没有考虑过他的想法，什么事情都是爸妈决定了让他去做。孩子现在逆反期，胆子大的顶你，胆子小的不顶你，但也不做。我认为这方面我们家长要适度注意。

第一，对他的学业你们以后可以多关心但不要给压力。这孩子有学习的动力。你一给他压力他可能觉得做不到就不做了，用沉默来反抗爸爸、妈妈的要求。光看成绩，名列100名以内的不一定是最优秀的。

第二，要尊重孩子的需求，他现在是小大人了。很多事情要一步一步改。在他成长过程中，有些事要你们和他商量，而不是你们说什么就什么。要尊重他，有什么事情问他一下，让他在家里有个畅通的沟通渠道。

第三，有关电脑。家里没有电脑不妥当，回去后把电脑恢复起来。我也和他说过用电脑在寒、暑假一天两小时，读书的时候每天半小时到一小时，做不到的时候爸爸、妈妈替你关机。逐步做到从爸妈控制到自己控制。

这就是今天咨询要你们做的三件事。另外这次回去后我们约定一个时间再来一次，必须要妈妈来一次。

培养孩子的健康心态是我们的重中之重。

祖父、祖母、父亲和皓皓一起

咨：今天来沟通得很好，我的感觉是皓皓的学习成绩比较优秀，人比较内向不善言词，也没什么不良好的嗜好，我觉得是个很不错的孩子。没去考试的原因我认为主要是在爸爸、妈妈压力太大。下一次来咨询叫妈妈一起来。要关心皓皓的学习成绩，但不能给他压力。上外国语学校读书的本身就是佼佼者，又是自己考进去的，是个很优秀的孩子。以后凡事要听听孩子的意见。回去后替孩子把电脑恢复起来，现在不会电脑是文盲，但要有节制地用，时间要控制。还有就是这次考试没去下次补考一定要去。

案头分析：

皓皓是一个初三的学生，在期末考试的时候，两天一夜没有回家，也没去学校。父母一直以为是电脑和炫动卡通等课外读物影响了皓皓。原因到底是什么呢？通过沟通，可以看出在皓皓的成长过程中，爸爸妈妈的教育方法问题是皓皓不参加考试的深层次原因。

皓皓比较内向，有想法不太善于直接表达出来，在爸爸妈妈说教时，他能做到的是无声反抗，这次不参加期末考试也是这种反抗的表现之一。

皓皓是一个成绩不错的学生，凭着自己的实力，考取当地外国语重点中学，成绩在全校 30 名左右。这次期末考试前，妈妈对他的要求是成绩必须在前 20 名以内。这时皓皓感到如果参加考试肯定达不到这个要求，这样会被爸爸妈妈指责，不去参加考试也最多是指责，那还不如不去考试，这样还可以减轻因考试带来的负担，因此他采用了逃避考试的方法。

平时皓皓喜欢玩电脑。许多家长认为，孩子玩电脑是学习不努力的根源。其实皓皓平时和家人、亲人交流不够，而在电脑上通过网络他会找到平时没法找到的快乐，所以他会和网络走得近。当爸爸妈妈看到这种情况，便把电脑拆了。尽管皓皓要求把电脑装好，但爸爸妈妈始终不同意，这样更造成皓皓和爸爸妈妈的隔阂。

皓皓的爸爸妈妈对孩子的教育是一个目标，即学习成绩要名列前茅，而对皓皓的人格成长关注不够。皓皓已经 14 周岁了，按照中国人的习惯一般说是 16 岁了。爸爸妈妈在培养皓皓的控制能力和交流能力上，基本没有花多大的心思。如给皓皓的零花钱很随意，在上网问题上做得很武断，要么买电脑，要么拆电脑，以上这些其实可以有其他很好的解决方法，而皓皓的爸爸妈妈没有意识到。

咨询师建议：

在学习和考试问题上不要给皓皓压力，不讲名次，参加考试就好，让皓皓自由发挥，应相信皓皓的学习能力。

回家后和皓皓好好交流一次。一方面对皓皓使用电脑要规定时间，上学每天半小时到一小时，休息天两小时，让皓皓自觉控制。但是自觉控制不行时要由爸爸妈妈帮助控制，逐步让皓皓学会自我约束。

每周固定时间，给皓皓固定金额的零花钱，并且让皓皓记下每次花钱的时间、金额。每周让皓皓按记账情况向爸爸妈妈领取下一周的零花钱。如果零花钱有结余，不要收回或少给。这样培养皓皓对计划、使用的控制能力。

不要在亲人、友人面前把别人的孩子和皓皓比，注意尊重孩子的隐私和人格。

凡是和皓皓有关的事都要预先和他商量，不能简单地搞爸爸妈妈一言堂。同时注重与皓皓的沟通，要以朋友心与他交流，建立良好的亲子关系。

建议有机会，爸爸妈妈陪皓皓一起再来咨询一次，以便更好地帮助皓皓的爸爸妈妈走出家庭教育的心理偏差。

知识链接：

有的心理学家认为，世界上大多数儿童和少年的成长是在成人设置的"笼子"或"监狱"——家庭和学校中长大的。这些成人在自己的成长过程中曾经经受过这种"笼子"、"监狱"的生活，当他们成为父母和老师以后又把它施加于孩子身上。他们在成为施予者的时候，已经把过去的感受淡忘了，但是在潜意识里仍然有着十分强烈的设置"笼子"、"监狱"冲动。

孩子由于年龄幼小，没有社会阅历，需要紧紧地依赖父母和老师，依靠家庭和学校，所以经常会受到"高高在上"的成人的羞辱、嘲笑和不被理解的压力，这些施予者会用非常美妙的语言说"这是为了你好"、"为了你的前途"等等。

我们可以看一看那些迫于家庭和学校压力，在不堪考试等各种重压而情愿自杀的孩子的经历。

成都14岁的初二学生因为学习压力太大，在期末考试前夕跳楼自杀。他在遗言中写道：人为什么要活着，活着是为了别人……，活着不能为自己？

　　沈阳市 12 岁三年级小学生跳楼自杀未遂，造成永久性伤残。他兜里的遗书说："我感到太大的压力，压得我喘不过气。"当记者问他是否为一时冲动而后悔时，他竟轻松地摇着头说："我不后悔。"

　　14 岁的长春十佳少年，因疲劳过度、压力过大而"积劳成疾"，脑出血过世。她家里挂满了奖状和奖牌。她的床头上贴着：永远胜利，战胜自我，成功。

后记：

　　自第一次咨询后，皓皓没有再来，也许他们全家已经走出了心理阴霾。祝他们一切顺利。

"闲书"被老师收掉以后

母亲为女儿燕子的学习和生活问题来咨询。

燕子母：40多岁，衣着整洁，人很精神。
燕子：高一学生，17岁，很灵活，善于表达。

燕子：我又不想来咨询，我又没病，我来是想看看华师大，今后要考华师大。
咨：今天来需要哪些帮助？
燕子母：她学习有困难，晚上睡不好，害怕考试。
咨：具体表现？
燕子母：她去年考进市重点，分数很高，成绩不错。但进入高中后，住宿不习惯。晚上寝室内其他同学10点后聊天要聊到12点左右，她们睡了，女儿睡不着了，有一次一个晚上就睡了1个多小时。这学期为改变这个状况，让她走读。
燕子：也不完全是这样。

燕子母：现在女儿每天 5 点起床，6 点 15 分离家，我用自行车送她到车站，40 分钟后到学校，晚上 5 点 30 分离校，6 点 30 分到家。

咨（向燕子）：你这样上下学一定很累吧？

燕子：那当然，没有办法，否则学校宿舍无法睡觉。她们到 12 点讲完了，我再也睡不着了。

燕子母：女儿脾气很坏，常与我吵嘴，还说我骗她，其实是我善意的谎言。

燕子：说了不要讲了，从小开始就一直骗我，最近还骗我。

燕子母：那是善意的谎言。

咨（对燕子）：什么事？

燕子母：女儿在学校看"闲"书，书被老师收了。女儿问老师要回被老师拒绝。女儿和老师顶撞。晚上老师打电话告诉我，但当晚女儿回来我没说。女儿问我，我也否认老师对我说过。第二天老师找女儿谈话时说了打电话给我了，女儿回来大发脾气，讲我说谎了。老师你说冤不冤，这不是善意的谎言吗？

燕子：我当天晚上问她，她说老师没说过，这不是骗我吗？

燕子母：有时要我帮她买东西，我一时忘记了，她回来后一定要我去办。商店都关门了怎么搞，有点不讲理。

燕子：她老是忘记我要做的事。

燕子母：有时为一点小事还和我对打。

咨：学生看"闲书"，老师收掉似乎不太合理。

燕子（对母亲）：看见吗，老师都这么说。我当时对班主任说学校没有规定，班级也没有规定不能看"闲"书。这样就得罪了班主任，算我倒霉。

咨：至于与班主任有一点纠葛，我想在燕子人生道路上不算什么，只要你以后吸取教训，我想会处理好的。

燕子这时显得非常高兴。

咨：对女儿睡不好觉，教她一个放松疗法。（具体示范）

咨（对燕子母）：燕子大了，有自己主见，不是坏事，要改变心态，把女儿看成朋友。她已经16周岁，应平等地多沟通，多交流。

燕子母：好的。

案头分析：

燕子没有心理问题，但是有一点小孩子的任性。

燕子母亲在对燕子的教育上有些方法上的缺失。燕子认为母亲在骗她，母亲认为是善意的谎言，这种家庭教育的矛盾冲突很典型。

燕子已经16岁，是个限制行为能力的未成年人，在教育方面不应遮遮掩掩，而应该开诚布公式的。这样可以减少不必要的误会，从而减少冲突。

学校对学生喜欢看书应该鼓励，简单地把学习课本以外的书说成"闲"书，不利于孩子的成长，用收缴的办法限制学生看书的兴趣更是不应该的。

咨询师建议：

一、燕子母亲应改变教育方法，发现燕子的问题不应加以遮掩，应该正面说清楚，正面引导。

二、燕子应理解母亲的良苦用心，不应冲撞长辈。

三、对课外书籍应广泛阅读，但不要影响学习。

四、用适当的方法改变睡眠。

知识链接：

亲子冲突是指父母与孩子之间因为认知、情感、行为、态度等互相不能够相容而产生的心理或外显行为的对抗状态。

母亲常常是亲子冲突的主角。一般家庭中母亲在亲子沟通中，更加积极主动一些。在语言和情绪方面，母亲与孩子的矛盾、冲突往往多于父亲。

在处理亲子冲突的时候，改变交流、沟通的方式是避免亲子冲突、减少亲子冲突对青少年不良影响的重要方法。

一般父母亲的教子方法都是沿习孩子幼儿时的方法，无非是哄，吓，骗。但是随着孩子的成长，尤其是年满16周岁以后，孩子的自我意识增强，分析、判断能力增长，如果父母仍采用原来的方法，效果会是适得其反。

所以，父母在孩子10—12岁以后，有事情、有问题、有矛盾都应该和孩子商量着办。平时多听听孩子的想法，注意真诚地、真实地谈父母的想法，使得孩子从正面理解家庭的事情和社会的现实。

小军感到有人在背后盯着他

小军父：衣着得体，人很精神。

小军母：衣着得体，但眼神焦虑、疲惫。

小军：白白净净，脸上缺少血色，眼神迷茫。

咨：你以前有过咨询吗？

小军母：没有，因为小孩一直很乖。

咨：现在小孩子读书压力大，寒暑假到这里来咨询的小朋友很多，到这里来可以解解压。

小军母：是，我也跟孩子说到这来减减压。

咨：你小孩平常有什么兴趣爱好？

小军母：我们小孩从小因为有哮喘，所以没什么兴趣爱好，体育之类的都不喜欢。

咨：其他方面呢，比如看书、听音乐之类呢？

小军母：这些他都不喜欢，他比较喜欢拼模型。

咨：这点很好。比尔·盖茨小时候读书时你知道他喜欢什么吗？

小军：物理。

咨：不仅仅是物理，他小时候喜欢去图书馆整理图书，最后成就了一个电脑天才。刚开始没人看好他，但最后他成了一个电脑方面的天才。

小军父：最近两个星期，小孩会无缘无故地哭，问他为什么也不说。我在想是不是因为心理压力大，我认为可能他现在初二初三的成绩考取高中有点难，成绩上不去，又想向好的地方努力，有了心理上的负担和压力。而且现在的小孩比较宅，有了问题没有什么朋友去交流发泄，心理负担越来越重，压迫感越来越重，不能释放。小孩子不能正确表达自己的心理状态，也没什么交流。小孩说觉得自己的思想集中不起来，非常急。

咨：我问下小孩现在的成绩情况怎么样，具体考试成绩。

小军母：数学76分，英语不好，60分，语文68分，物理77分，在整个班级26人里是15名，在年级组140人里排92名，这个情况确实给他压力是很大的，因为以前考到过70名。

咨：如果他考试考得不好，你们家长一般说点什么、做点什么？

小军父：我们说是说他，但我们一般不会很严厉地说他，上次期中考后打过他，就发生在最近。

咨：以前小孩考试考得不好的时候你们打过他吗？

小军父：我们不经常打的，小学的时候打过，后来不打了，交流为主，就最近这次因为他说谎了，作业没做，关键是说谎了，所以打他了。

咨：小孩和你们是从小一直生活在一起的？

小军母：对的，一直在一起的。

咨：那上班的时候呢？

小军父：是我们爸妈带的。

咨：你们现在是和他爷爷、奶奶住在一起的？

小军父：对的，从小都住在一起的。

咨：上小学后小孩有没有什么迟到的经历？

小军父：没有，我们对于他的自制能力锻炼很重视。

咨：你们最近打他的这次爷爷、奶奶在旁边吧？

小军父：在的。

咨：他们什么反应？

小军父：一开始没什么反应，打得厉害了他们来劝的。那天我也觉得我脾气是大了，很久没有打过他了，往常都是沟通为主，经常用自己的经历和他做沟通。

咨：小孩平时有心事是喜欢和爸爸说还是和妈妈说，还是和爷爷奶奶说？

小军：和妈妈说得多。

咨：爸爸的学历是大学，你学的是什么专业？

小军父：管理。

咨：什么大学？

小军父：工大。

咨：对于爸爸、妈妈说的情况小朋友你有什么补充吗？

小军：我觉得我自己的心理不稳定，集中不了思想。

咨：还有你哭的原因主要是什么？

小军：烦躁。

咨：接下来我和爸爸妈妈交流下，小朋友去别的房间，我给你本心理学的书，你看看。

与小军父母

咨：小孩平时看到你是不是也有点紧张的？

小军父：他看到我应该是不紧张的，但是如果我严肃点他是比较怕我的。

咨：小孩现在的年龄处在什么阶段你们知道吗？

小军父：青春期。

咨：他现在是处于第三逆反期，第三逆反期是小孩成长过程中最难把握的。现在你们最怕小孩发生的是什么情况？

小军父：精神上发生状况，去跳楼、出走什么的，我主要关心的是小孩心理上的成长。

咨：那怎么使小孩在你们家长的指导下心理健康成长你们考虑过吗？现在小孩说话不多，目前我感觉他心理上比较压抑。我觉得你们应该和他保持良好的沟通关系。现在看起来小孩看到爸爸是比较怕的。现在最怕的是小孩做什么事、有什么想法都不说，所以家长创造良好的管理环境是非常重要的。

小军父、母：对。

咨：你最近因为他说谎打他，很多家长都这样，但是你想想，这次他说谎你打他，他今后还会再犯吗？

小军父：关键是反反复复几次下来我觉得这是他不应该做的事情，所以发火了。

咨：你只说了他不应该做的事情，你问过他为什么要做这样的事吗？

小军父：因为他觉得我们教得没老师好。他空了5道题没做，说做不来，他说要去学校听老师教。但我们家长觉得我们能教的。这次他爸爸看了看题目，觉得他是因为粗心没看清题目就放弃了不做了，没有认真做，我们想养成他认真做题的习惯。

咨：实际上小孩今后做任何事你们应该多问问他为什么，而不应该轻易地打骂。打骂的负面效果就是小孩子有问题都不和你们交流。这次他说他觉得你们教得没老师好,你们应该采取的是跟踪的方法,第二天问问他有没有问老师,问题解决了没有,不应直接打骂。另一点,因为和爷爷、奶奶在一起,他们因为宝贝他,你们教育他时爷爷、奶奶会出面制止,会给他心理期待。

父亲:对的,经常这样。

咨:我觉得造成小孩这种状况的有几个原因:

第一,因为你们是三代同堂。

第二,爸爸妈妈在小孩到了这个年龄段还把他当成一个未成年人来对待,当小孩有时说得有道理时你们会觉得他在瞎说,甚至觉得他在蒙你们。很多事你们可以顺着小孩的思路去,让他自己去解决问题。

小军父:就是一种理想化状态?

咨:不是理想化的状态,而是要当一件事去做,这非常重要。小孩如果对你们有一种敬畏感,很多事不敢对你们说,今后你们会越走越远。小孩到16周岁有自主行为能力后会有一种基本的反抗状态。希望你们让小孩敢在你们的面前把他的想法说出来,前提就是不要轻易地批评他、否定他,而要想想他提的问题有什么合理之处。还有我想问如果小孩考试成绩不如前一次,你们一般是怎么处理的?

小军母:一般情况下叫他下次努力。

咨:举个具体例子。

小军母:一般都不责怪他,但是这次他数学成绩一下子落差太大,我们觉得这段时间他学习听不进。他这次回来情绪也比较低落,老师打电话来了。我就问他为什么会这样,小孩说不知道,我就安慰他叫他努力下次考好点。实际上他这次期末考的压力是很大的,老师也给过他压力。因为是区里统考,他也说自己很怕,我们一般不怎么说他,不给他太多的压力。

咨：小孩有问题了你们家长会觉得学校有问题，但是学校有问题是次要的，家长才是主要的，学校里的很多事在家长这里能得到一种合理安慰是非常重要的。

小军父：学校的事他不怎么和我们说的。

咨：因为他觉得学校里的不好的事说给你们听后你们会批评他。

小军父：但是他不说学校里的事。

咨：这就是在十几年的生活里你们对他说的不好的事的态度所养成的，如果你们的态度是一种建设性的态度，他会不断地和你们交流。但如果你们的态度是一种否定性、批评性、指责性的，他就不会和你们说，因为他会觉得他是在自寻烦恼。对于小孩说的话要比较细心地去对待，不能由着性子来，要考虑到说出的话小孩是否能接受。所以以后小孩有什么想法和你们交流了，你们首先千万不能去否定他，要先肯定他，让他觉得和爸爸、妈妈交流非常好，能让你们帮他参谋一下，这是非常重要的。小孩现在有事情不和你们说不是他不愿意和你们说，而是他没办法和你们说，他怕你们。

小军父：我觉得不是这个问题，我觉得是他的性格问题造成的，实际上我一直试图去和他沟通，我始终叫他把想法说出来，让我帮着解决的。

咨：但如果你能够以建设性的态度而不是经常批评他的话他会不说吗？所以我们不能有对小孩打打、说说不要紧的想法，特别是到了这个年龄，而且小军是性格比较内向的小孩。

小军父：有时我们都不知道他在想什么。昨天我和他谈生理上的问题，他说他全都懂的，不用我来说，我们都不知道他从什么地方知道的。

咨：小孩在这个年龄段最不愿意和家长谈的就是两性之间的问题，但是他都懂，只是不想和你们说。

小军父：我们主要想知道回去后我们应该做什么？

咨：和小军沟通以后再交流。

小军父、母：好。

单独与小军

咨：刚刚和你爸爸妈妈沟通了。你觉得刚才和他们在一起时你有什么想说没说的事吗？你要解决你烦躁的心理状况，一定要把你真实的想法说出来。

小军：基本上没什么，该说的爸爸、妈妈差不多都说了。

咨：上次因为题目没做你爸爸打你，当时你是怎么想的？

小军：没想什么。

咨：功课是爸爸布置的还是学校布置的？

小军：学校布置的。

咨：那为什么没做呢？

小军：不会。

咨：你有去问你爸爸妈妈或者学校里的老师吗？

小军：打算去学校里问老师的。

咨：是问之前爸爸发现没做呢还是之后呢？

小军：问之前。

咨：后来问了老师后会做了吗？

小军：会了。

咨：你这次期中考试后的月考，我听你爸爸妈妈说比期中考试考得分数要低一点，你自己分析过什么原因吗？

小军：这次月考没认真。

咨：有没有不会做的地方？

小军：有。

咨：那碰到不会做的题目你怎么办呢？

小军：再想一想。

咨：那如果想也想不出呢，你怎么解决呢，空着？

小军：对。

咨：你有没有过碰到不会做的去问问老师，或者问问爸爸，或者问问周围同学的情况？

小军：没有。

咨：那上次你爸爸打你的时候，奶奶在旁边叫你爸爸别打了，你当时怎么想？你当时有没有哭？

小军：哭的。

咨：那你哭的时候有没有喊你奶奶？

小军：没有。

咨：那你奶奶劝你爸的时候你怎么想？

小军：也没想什么。

咨：那打的时候你妈妈在做什么？

小军：妈妈在旁边劝。

咨：你也没什么想法？

小军：没什么想法。

咨：你觉得你爷爷和奶奶哪个是你觉得更加亲切的能更加多地说些话的？

小军：奶奶。

咨：你现在读初二，你平时的零用钱你爸爸妈妈给吗？

小军：给的。

咨：怎么给法？

小军：不固定的，看到我没什么钱了就给了。

咨：是你要的还是他们自己给的？

小军：他们自己给的。

咨：一般给你多少呢？

小军：一般看我皮夹里没钱了给我放个 5 元、10 元。

咨：你 5 元、10 元能用多少时间？

小军：可以用一个星期，就买买茶什么的。

咨：你现在家里电脑有的吧。

小军：有的。

咨：那平时是怎么使用的呢？

小军：上上网，看看照片。

咨：能上多久呢？

小军：不固定的。

咨：有空就上？

小军：嗯。

咨：你上网主要上的什么网，看点什么？

小军：上百度，看看视频、动画片什么的。

咨：你和你同学之间有交流吗？

小军：基本上没什么接触。

咨：在学校比较说得来的同学是男的比较多，还是女的比较多？

小军：男的比较多。

咨：女的有吗？

小军：没有。

咨：你这个年纪，在初中里有没有女同学你很想和她说话但说不上话的吗？

小军：没有。

咨：小学里呢？

小军：也没。

咨：你现在读书离家远吗？

小军：不远。

咨：走走大概多少时间？

小军：走走大概 10 分钟。

咨：是自己上下学还是有人来接的？

小军：自己。

咨：那你上下学路上也不去别的地方玩？直接就回家的？

小军：嗯。

咨：和你爸爸、妈妈寒暑假出去旅游有吗？

小军：有的。

咨：一般去哪？想得起来的。

小军：周末刚出去玩过一次，是爸爸单位上的朋友请客去的。

咨：是在什么地方？外滩？

小军：外滩，浦东这里。

咨：你遇到功课问题或别的什么会哭，有没有分析过是什么原因？当时怎么发生的？心里怎么想的？有点什么感觉？

小军：我就觉得很奇怪，会自己瞎想。

咨：想点什么？

小军：就会想自己长得像什么样子。

咨：你觉得自己长得像什么样子？

小军：怒发冲冠的样子。

咨：你有没有想其他的，比如初三成绩怎么上去？

小军：想过点。

咨：其他还有想过什么吗？

小军：没什么了。

咨：除了前面说的事情，你还有别的爱好吗？

67

小军：上上网，看看动画片。

咨：你有没有什么别的爱好，唱歌、体育活动、旅游什么的？

小军：都没有。

咨：今年暑假里你爸爸、妈妈有没有说过想带你去哪里游玩吗？

小军：没有。

咨：你旅游还去过什么地方？

小军：云南、厦门、杭州、深圳，其他忘记了，去过蛮多地方的。

咨：在家帮你爸爸妈妈做过家务吗？

小军：从来不做。

咨：在家除了做功课、拼模型、上网，其他还做别的事情吗？

小军：模型这类的东西因为这两天不开心也没怎么拼。

咨：你不开心的时候最想做的是什么事？

小军：和爸爸、妈妈说话。

咨：你觉得和爸爸、妈妈说话你最想交流的对象是谁？

小军：妈妈。

咨：在你的心目中爸爸妈妈的教育，你觉得谁的教育是你比较能够接受的？

小军：这个差不多。

咨：他们在批评你的时候你心里觉得烦躁吗？

小军：还可以。

咨：爸爸、妈妈不在的时候你和奶奶有没有说说话，沟通沟通？

小军：也就这星期因为心里不开心和奶奶有过沟通。

咨：那奶奶和你沟通了点什么呢？

小军：帮我搞了搞迷信活动。

咨：你现在在最难过的时候最想做的是什么事情？

小军：哭，和妈妈说说话。

咨：你爸爸说昨天晚上和你沟通过，沟通下来你觉得怎么样？

小军：放松点。

咨：你自己有没有考虑过，明年考高中目标是什么？

小军：这种事情不愿去想。

咨：刘老师给你个建议，实际上你现在不用过度地考虑要去进什么高中，只要你觉得自己努力了，进什么学校都是好的，因为有时目标会压得你喘不过气。

你爸爸妈妈给你设定的是什么目标？

小军：高中。

咨：什么高中？

小军：一般高中。

咨：如果这次咨询之后，刘老师给你建议今年暑假如果在家，每天做一两件家务，你觉得可以吗？

小军：可以。

咨：另外我会给你爸爸妈妈个建议，如果暑假带你去旅游，地点你选活动也是你选。

小军：我不知道去什么地方。

咨：这不要紧，你可以上网查。你现在上网，那种男男女女的网你上吗？

小军：不上的。

咨：那这种问题你们小朋友之间有谈论吗？

小军：没有。

咨：你平时上下学一起走的同学有吗？

小军：没有。

咨：今天咨询后我会向你和你爸爸妈妈提出建议，就是每天做一两件家务。我们现在做个约定，每天被子你自己叠，每天吃好晚饭碗你来洗。

  小军：好。

  咨：一定要坚持，两个星期之后再来咨询一次。

  小军：好。

  咨：这次暑假期间我会建议你爸爸妈妈带你出去旅游一次，不一定要很远，可以近点。但有一个要求，地方你来定，吃什么、玩什么也由你来想，这个很简单，网上自己可以查，可以吗？

  小军：这个看情况。

  咨：这个不能看情况，做得不好不要紧，但可以去试试做一下。想一想你今年已经16岁了，马上就是大人了，16周岁就有完全自主能力了，可以去试一下。

  小军：嗯。

  咨：还有你现在补课去补吗？

  小军：补的。

  咨：补哪几门？

  小军：语文和英文。

  咨：我听你妈妈刚刚说你英文不是很好对吗？

  小军：对的。

  咨：你觉得你英文是不喜欢还是什么？

  小军：记不住加不喜欢。

  咨：有两件事一定要你做到。一个是家务活，每天起来叠被子，还有每天晚上洗碗。还有一个要求，培养一两个感兴趣的事情，像搭搭积木这种。

  其他你还有什么喜欢的吗，像体育？

  小军：不喜欢。

  咨：等下和你爸爸妈妈一起做下交流，好吗？

小军：好的。

与小军父母

咨：交流下来小军给我的感觉第一是比较内向，第二是社会适应能力问题，对所有的事都想得不多，也想得不深，比较简单。主要原因是从小家庭对他过分宠爱使他对任何问题都想得不多。我刚才问过他初二后对初三和考高中有什么想法，他目前基本上没什么想法。小军要提高他的社会适应能力，说简单点要提高他的斗志，否则小军走向社会你们要后悔的，无所作为，你们要锻炼他的社会适应能力。

两件事，刚才和他说过了，他已经答应了，回去以后两个星期里每天做一两件家务。

第一件，每天早上被子自己叠，叠得不好也不要紧。第二件，每天晚饭后的碗让他洗，哪怕洗得不干净也让他洗。你们觉得不干净要重洗别当他的面去洗，等他睡了后再洗。必须让他做，提高他信心。还有家里如果有油盐酱醋没了让他去买，接触社会，就算有也可以让他去买，像盐什么的买多了也不要紧，哪怕买错了也不要去责怪他，让他接触社会。他现在处在你们的怀抱下没什么事会去想的，要提高他的自觉生存的能力。他明显地表现出社会适应生存能力差。他现在出现这种情况，刚才问我知道什么叫怒发冲冠，他觉得自己头发根根竖起来很难过，很想哭。

小军父：他和我说他不知道自己长什么样子了，他脑子里自己想的是自己头发根根竖起来的。

咨：他是因为激动了心里觉得烦躁，引起的一种心理反应。

小军父：我们有时拿镜子给他照，让他知道自己没有头发根根竖起来。

咨：以上几件事叠被、洗碗、买油盐酱醋，让他每天自己做。别让他奶奶因为宝贝他帮他做。还有一件事，你们以前一直在做的，带他去旅游，不过以前都是你们决定的，我前面和他说了，改一下，到哪里去由他决定，吃什么、玩什么也是他决定。

小军父：这没问题。

咨：你们现在要把他当成个大人来看待，但是要非常小心地处理他的问题。小军比较脆弱，所以对他的成绩或不好的事批评的方式、方法要注意，要以肯定他的态度去和他交流，同时再督促他改正缺点。他是明显、典型的社会适应能力差。提出的三件事记得要做，一是家务，一是购物，一是旅游，锻炼他的自立自主能力。

母亲：那他还会不会再哭呢？

咨：这个会在他做事情的过程中一点点地改善，你们与他交流也要用肯定的态度，别让他觉得这个是病什么的。

母亲：这我们知道，我现在怕得连叫他做功课都不敢。

咨：这不要紧，你们平时怎么样还是怎么样，不用让他感觉特别。

小军父、母：好的。

小军和父母一起

咨：今天很好，我们一起做了个很好的心理沟通。最近有几次表现出来感觉烦躁、流眼泪，这是一种情绪紧张的表现。

小军：我觉得我精神有点恍惚。

咨：这个是正常的紧张情绪表现，比如遇到考试会烦躁，家里有什么事了会难过，这是遇到事情了应有的正常的心理反应。现在是要把这个反应降到最低。前面提出的几件事记得要做，我们两个星期后再看。

两周以后第二次咨询

咨：现在情况怎么样？

小军母：回去后两个星期还可以，就这个星期这几天，他什么事都不想做了，他有事情不肯和我们说，说要和刘老师说。

咨：安排你做的几件事都做了没有，谈谈做了些什么？

小军：我现在洗碗、叠被、买盐、策划旅游，旅游是策划了，但还没去。

咨：买过几次油盐酱醋？

小军：一次，家里太多了。

咨：其实买盐是不重要的，重要的是接触社会，多和人说话，理解市场，你已经是个小大人了。不错，能够按照刘老师说的做。今天过来感觉脸色也好很多。能够自己做起来非常好，有一个好的开头，以后会更加好。你现在关键是接触社会，以便更好地应对所碰到的问题。

与小军父母

小军母：星期天，他一边在做功课一边在说"我心里很烦的，我心里很烦的"。感觉他现在很敏感，我们说什么他都冲过来听听。星期三又哭了，哭个不停，我们问他为什么哭，他说他想到一个画面很恐怖。我们问他画面里是什么东西，他说记不清楚了。我问有人没，他说有人，就是记不清楚。昨天又是一直哭，又是想到一个画面。我们问他他说不想说，叫我们别逼他说。这让我想到一件事，有次他去补课，补语文，也哭了。老师问他为什么哭，他说他看到同学哭。因为他太老实了，可能同学欺负他，他从小学开始就被人欺负。可能是因为这样他不想说。这两天他说他想到恐怖画面哭，我们也问了，是不是越是不想想到这画面越是会去想，他说就是这样，强迫感很重，我们吓坏了。本想让他去看看精神科，后来我们网上查了下，那里主要是开药，不做沟通的，我们觉得小孩还是以开导为主。

咨：如果这里治疗下来我们觉得要用药物，会告诉你们。他可能因为生活经历当中曾经有过一段不开心的事，又是青春期，想得比较多。上次和他只交流了一下成绩方面的问题，今天会深入了解一下。

小军父：别人都说精神病有遗传的，可是我们家没人有精神病啊。

咨：不是这样，现在因为社会各方面压力太大了，非遗传性的因素引起的精神状况非常多。前面妈妈说的从小学开始就被人欺负，这可能也是一个因素。上次说的策划旅游的事可以快点做，因为旅游是最容易放松身心的，效果好于做家务和买东西，他现在的问题是要适应社会。

小军父：我们有问过他是不是我们给他布置的功课太多了，他说不是。我们想找找自己的原因看。

咨：这个问题我们今天咨询后别去问了，即使有情况他如果不肯说你们也别硬问，越问越不好。

小军母：我觉得他缺少一种碰到问题去处理的办法。

咨：这要让他自己接触到，再自己去想办法解决，锻炼他。比如说他在学校被欺负了，和爸爸说，爸爸叫他打别人，他又不敢，爸爸的一句话并没有切实地解决掉这个问题。

小军父：我们想知道有什么办法能改变他这个现状。

咨：等下跟他谈后会与你们沟通的。

小军父：好的。

咨：他这个年龄应该是想法很多的阶段，但是我上次与他沟通，他就说没想法。他不是没想法，他是没办法应对。

小军母：我觉得他是有想法的，像昨天和你打电话，他就问我们刘老师为什么问我们住在哪里，我说肯定是刘老师觉得我们住得远过去不方便。实际上他是有想法的。

咨：他知识上的想法是有的，但是应对社会上的问题的想法没有，就是为什么的想法有，怎么做的想法没有。

小军父：这可能和很多事我们大人都代他做了有关系。

咨：主要是这个原因。

单独与小军

咨：上次来咨询以后回去有些什么想法？

小军：好了一段时间。

咨：你爸爸、妈妈说你最近两天有想法，主要是什么想法呢？

小军：我觉得心慌意乱，也不知道怎么说，就觉得脑子很乱。

咨：那你在想些什么？有些什么东西反应到脑子里去了感觉烦？

小军：脑子不乱的时候心里会觉得有点紧张，当然乱的时候更加紧张。

咨：你爸爸、妈妈说你这两天脑子里有幅图画，是什么样子的？

小军：还有就是一个人的时候有被人盯着的感觉？

咨：在前面盯还是在后面盯？还是左右两边？

小军：后面。

咨：有没有听到什么说话的声音？

小军：没。

咨：就感觉好像有人在盯着你是不是？

小军：是。

咨：那感觉盯着你的人是男的还是女的呢？

小军：不知道。

咨：除了这个之外还有什么别的感觉？

小军：让我想想。

咨：没关系，你慢慢想一下。你思考过程中我问你其他问题有没有关系？

小军：没有关系。

咨：你在学校里要好的同学多不多？

小军：不多。

咨：有没有呢？

小军：基本没有。

咨：不管男同学女同学都没有？

小军：要说有也有。

咨：是男的吗？

小军：是的。

咨：是和你同班的同桌？

小军：我们是一个人一个座位的。

咨：你平时在学校里面和你同学说话、玩的机会多不多？

小军：不多。

咨：那春游呢？

小军：和几个要好的同学一起。

咨：和你要好的同学有几个呢？

小军：差不多三四个。

咨：都是男的还是有男有女？

小军：男的。

咨：没有女的？

小军：没有。

咨：在学校里有没有感觉很想和一个女孩子交流？

小军：没有，肯定没有。

咨：那小学里有没有喜欢的女孩子呢？

小军：没有。

咨：你在什么时候大概能够区分出男女的不同？

小军：早忘了。

咨：到现在为止在学校里有没有和女孩子说说话的？

小军：没有。

咨：那你爸爸、妈妈的兄弟姐妹里的子女呢？

小军：都是堂哥，全是男孩子。

咨：那你妈妈这边呢？

小军：也没有。

咨：其实男孩子、女孩子在一起玩能改变你很多心理，男孩子有男孩子爽气的地方，女孩子有女孩子细腻的地方。

小军：现在先不要问这个问题。

咨：你现在回想起来画面了吗？

小军：没有。

咨：这两个星期你妈妈说你做家务还是比较主动、比较好的，你在做的时候是怎么想的？

小军：没有什么想法，做就做了。

咨：有没有感觉洗碗那么烦，天天要洗。

小军：嗯。

咨：那叠被子呢？

小军：也天天叠。

咨：这点非常好，因为一般男孩子做家务做个两三天就觉得烦，就不做了，你能坚持下来不容易。还有你说你买过一次盐，买的地方远不远？

小军：走过去5分钟。

咨：你去买的时候感觉怎么样，路上有没有看看其他的商品什么的？

小军：没有。

咨：你是拿着包装去买的还是在家里看好了去买的？

小军：看了看就去买了，盐是没买过，买的是料酒，还买了包糖。

咨：还有你是怎么策划旅游的？

小军：这次策划了很长时间。

咨：选择了几个地方？

小军：苏州、杭州，杭州是因为妈妈看到有宾馆团购。

咨：策划能起到几个作用，第一是你去哪个方向，第二是在同样的价格下尽可能享受多的服务。

小军：这也对，我妈妈执意要住5星级的。

咨：你妈妈没有听你的？

小军：我也是这样想的。

咨：那你这两个星期，和奶奶的沟通怎么样？

小军：主要是和妈妈沟通，和奶奶比较少。

咨：在学校的时候你和同学的关系都还可以吧？

小军：不好。

咨：为什么不好呢，主要是什么原因？

小军：他们太顽皮了。

咨：他们有没有惹你？

小军：有。

咨：怎么惹法？能具体说下吗？

小军：以前惹的选择不惹了。

咨：以前具体怎么惹你的呢？

小军：早忘了。

咨：他们有没有打打你、推推你？

小军：差不多。

咨：那你对这种情况是怎么想的呢？

小军：没反应，差不多无视。

咨：这些惹你的人我估计周围同学都会去惹，也不是只惹你一个。

小军：嗯。

咨：现在这些同学还会这样吗？

小军：不说这问题行不行？

咨：他们有没有问你要钱什么的？

小军：没有。

咨：在小学里面呢？

小军：小学里的同学都很正直的。

咨：到初中里才有的？

小军：我倒比较怀念小学。

咨：你现在对学习有没有感觉很大的压力？

小军：基本没有。

咨：上次来咨询的时候你爸爸、妈妈说你想到学习的问题会流眼泪？

小军：没有。

咨：不是因为学习的问题，而是因为其他的一些问题？

小军：嗯。

咨：你现在觉得心里不高兴的时候除了哭之外还有没有其他的

79

行为？

小军：唉声叹气。

咨：有没有想去外面玩玩，看看电视什么的来解闷。

小军：没有。

咨：你能和我说说哪些事会使你唉声叹气的？

小军：嗯……

咨：那行，你感觉不愿意说可以不说。你前面说的画面回忆起来没有？

小军：回忆起来倒不好了。

咨：没关系，你说说看，说出来刘老师能帮你解决这个问题，不管它好不好，你不用担心，因为你来咨询想要改善自己的话必须要把你看到的想到的都和刘老师说，刘老师才能正确诊断，但是刘老师不会逼着你说，你感觉你能说就说，不想说就不说。

小军：不想说。

咨：是什么原因不想说呢？不说倒无所谓。还有你这两天流眼泪和之前流眼泪的原因是不是一样的？

小军：一样的。

咨：那这个原因能不能和刘老师说一下，刘老师能帮助你解决。

小军：不要。

咨：这次咨询以后你想好了下次和我谈也可以，或者你不想谈，不谈也可以。

小军：不谈。

咨：在同学中间有没有你特别害怕的男同学？

小军：以前有，现在没有了。

咨：这个同学是经常惹你的对吗？

小军：对的。

咨：他是一个人还是几个人？

小军：一个人。

咨：他现在还是你同班同学？

小军：那当然。

咨：那这人现在的学习成绩怎么样？

小军：很不好。

咨：你幼儿园在哪里上的？

小军：闵行幼儿园。

咨：那时候你住哪里？

小军：闵行。

咨：现在初中是什么学校？

小军：闵行。

咨：你现在的学校离家远不远？

小军：走路10分钟。

咨：小学呢？

小军：小学是开车。

咨：你平时吃饭吃菜最喜欢吃的是什么东西？

小军：什么都喜欢，没什么讲究。

咨：那在学校那么多功课里，你最爱好的是哪一门？

小军：真的都差不多。

咨：你在业余爱好方面呢？打球、体育、旅游、摄影？

小军：没有。

咨：你能不能去学习几样你比较爱好的东西？

小军：没有。

咨：能不能选择下呢？

小军：好像也没有。

咨：下棋、桌球等等都没有喜欢的？

小军：都没有。

咨：一般爸爸妈妈在小孩小的时候总会让他多学一两样东西，你学过吗？

小军：我什么都没有学过。

咨：你现在也说不好到底喜欢什么东西？

小军：嗯。

咨：你现在对学习英文感觉怎么样？

小军：英文感觉最头疼。

咨：那你对手工什么的呢？

小军：做模型。

咨：那你能不能继续深造一下呢？

小军：没那么多时间。

咨：你做过什么模型？

小军：高达。

咨：那平时在家里电视看不看？

小军：看的。

咨：电视你最喜欢看的是什么呢？

小军：现在都上网看，看电视就看新闻什么的。

咨：那你电脑玩些什么东西？

小军：就是上上网，最近两天动画片也没看。

咨：你上网主要是看些什么内容？

小军：就是查查资料。

咨：刘老师上次给你布置了两件事，你做得很好，这次刘老师给你布置几件事：

第一件，接下来的两个星期里，你寻找一下有哪一样是你爱好的事情。

第二件，旅游策划，从策划到实践，这两个星期里一定要实行。

第三件，你盘算下，是不是能把想到的东西和刘老师说一下。

小军：不想说。

咨：还有买东西，家里那些零零碎碎的小东西希望你都能去买。最好去大的超市里为家里采购点东西，还有自己喜欢吃的东西也可以去买的。

小军：报告老师，这两天总是醒得有点早。

咨：几点醒？

小军：差不多6点钟。

咨：你平时几点醒的？

小军：有的时候醒得晚，有的时候醒得早，晚的时候可以到8点多。

咨：你读书的时候差不多也是6点醒啊。

小军：我读书的时候是7点醒，因为过去只要10分钟。

咨：你6点醒来，做些什么呢？

小军：没事情做，就是乱想些东西，想好后就很怕的，心里很慌。这种情况起床后半小时就结束了。

咨：你爸爸、妈妈说昨天、前天你大白天就哭了，是什么原因呢？

小军：我也不知道为什么。

咨：和早上起床后的感觉一样？

小军：不能说完全一样，但感觉差不多，很难过就想哭。

咨：刘老师前面和你说了，寻找一两件爱好的事，可能会冲淡你所想的不好的事。当然你现在不愿意和刘老师谈你所想的事，刘老师不强迫你。如果你愿意和我说了，刘老师可以帮你怎么去淡化淡忘这些事。在你不愿说的情况下刘老师希望你找个爱好，通过爱好来改善。醒过来后就想怎么把爱好的事做好，不会去想那些乱七八糟的事。

小军：这两天脑子里想的事情总归离不开自己，不管和自己有没有关系。

咨：那是什么事情想到自己了呢？

小军：什么事情都有，反正都是经历过的事情。

咨：举一两个例子说一下。

小军：比如说到你这来咨询，我把这里的工作人员都想成自己。

咨：想成自己以后深入下去呢？

小军：想事情的时候总会把身边的人变成另外一个人，有一个变化。

咨：有了变化后你会有什么想法呢？

小军：说不上来。

咨：那你对他们的恐惧主要反映在哪方面呢，是他们打你了、骂你了还是在背后议论你了？

小军：都不是，我也不知道什么原因。我觉得自己有点精神分裂症，觉得自己有两个，有自言自语的感觉。

咨：其实我们每一个人在社会上有多个自己，在孩子面前是父亲，在这里是老师，在公司里是领导，很正常。

小军：不是这样的，我是感觉到第二个自己在旁边。

咨：他在旁边干什么？

小军：反正和自己干同样的事情。

咨：这可能是你平时关注自己多了以后产生的，你把眼界放开阔一点，关注社会多了就会好很多。所以刘老师叫你去超市里买东西，接触社会，这一接触就会淡化你的问题。和朋友玩或做自己喜欢的事情都会淡忘这问题。这问题等下我会和你爸爸、妈妈交流一下。

小军：爸爸、妈妈已经知道了。

咨：这种情况每个人成长过程中都有，用什么方法能解决？用广泛的和社会打交道来解决。什么叫和社会打交道？在学校多和同学沟通、多说话，和小朋友一起玩，和你的表弟表哥多玩，同辈人可以有很多交流。

小军：根本没有时间。

咨：还有你自己去外面玩玩呢？比如东方明珠？

小军：东方明珠我到现在去都没去过。

咨：那你自己一个人也可以去啊，完全不用爸爸、妈妈陪。

小军：没那么多钱去买票。

咨：这个我等下可以和你爸爸、妈妈说。自己去玩，一定要这样，东方明珠你们家过去是几号线？

小军：4号线转2号线，我地铁也没有乘过几次。

咨：那一定要叫你爸爸、妈妈教会你，而且在今年暑假里面你必须要两天出去一次，能不能做到？

小军：两天出去一次啊。

咨：今天再交个任务给你，你爸爸、妈妈现在给你零花钱是怎么给的？

小军：暑假里基本就没什么零花钱，平时不固定。

咨：一般给你多少呢？

小军：10元，加上买饭的钱一共20元。

咨：刘老师等下会和你爸爸、妈妈说增加你的零花钱。

小军：不用增加了。

咨：是要交给你任务的，要你出去做事情的。你每次花钱要记账，下一次拿零花钱要凭账本去拿，不管用完用不完都要记账。今天就和你谈几件事：

第一件事，旅游从策划到实践，必须去做。

第二件事，每两天自己到外面去转一圈。

第三件事，从这星期天开始每个星期要叫爸爸、妈妈给你零花钱，零花钱怎么用要记账，下一次去拿零花钱要凭账本去拿。

这三件事一定要做好，加上上次的两件事就是五件事，到这里来就是事情越来越多，自主能力越来越强。关于看到两个人的事情刘老师教给你个方法，如果你经常在外面玩自然就会好，如果你一个人待在家里就会越来越烦。所以你必须要走出家门，走出去就好了，这我会和你爸爸、妈妈说的。今天我和你单独交流就到这里了，等下我和你爸爸、妈妈再做下沟通，然后我们坐在一起交流一下好不好？

小军：好。

与小军父母

咨：刚刚和他沟通下来，关于他看到的那个画面他还是没谈。

小军父：他就是不肯谈。

咨：我感觉他是想不起来。第二次来我感觉他是比较严重的社会适应问题，他和我谈到他觉得旁边有另外一个人盯着他，反复地在心理上造成压力，这种情况是没有广泛地接触社会造成的。如果一直这样下去会产生比较严重的后果。他觉得自己有精神分裂症，实际上这是种幻觉的前期表现，但是并不可怕。如果长期让他一个人待着，他以后可能会比较严重。还有就是他对任何事都不感兴趣，这是比较麻烦的，唯一的办法就是引导他找些感兴趣的事情做。

小军母：就像他做模型，不过最近他也不怎么做了。

咨：他的问题，是不能让他长期闷在家里。怎么能让他不闷在家里呢，前面已经谈过。他记忆上没有什么缺失，现在的问题不是你们去陪着他做什么，而是让他自己去做。我了解了下他零用钱的状况，觉得他对钱没什么需求，这是一种缺失。这方面要对他培养，要让他自己要而不是你们主动地给。今天我对他提了要求，以后两个星期每两天出去一次，不是兜兜超市，是出去玩。

小军母：我也想过让他去暑期班和小朋友一起，他也怪，他和学校里的同学不怎么交流，和外面补习班的同学什么都玩。

咨：要求他每两天出去一次，要让他出去玩、消费，让他接触社会。我和他说过向你们提出每个星期的零用钱提升到 30 元，让他出去玩。但是有一点，要记账，用不完的自己存起来，到第二个星期凭账本让他再拿零用钱。他这样的小孩记账是很重要的事情，能锻炼他将来的自主生活能力。

小军母：让他到哪里去呢？

咨：我前面和他说了，他说东方明珠没有去过，我说让他自己去玩。玩东方明珠是次要的，出去接触社会是主要的，任何地方都可以，只要让他自己去，让他花钱锻炼自己。

小军母：对的，他从小去任何地方都是外婆带着出去的，从来没一个人出去过。

咨：上次两件事是培养他主动做事，这次是培养他主动接触社会，一是给他零用钱要他记账，二是让他每两天出去玩一次，回来后可以和你们说说玩的事情。

小军父：对，像他自己穿的衣服和袜子也可以让他自己去买一下。

咨：对，你们完全可以放手让他一个人做事，再不放手就晚了。今天说了几件事：

一件是让他两天出去一次。

第二件是每个星期给他 30 元零花钱，但每天都要他记账，到第二个星期了让他凭账本来拿零用钱，用不完让他自己存起来。

还有旅游的事，从策划变成实践。

今天就安排这点事，加上上次的两件事，加起来五件事。

小军父：我们会让他自己看下有什么兴趣爱好，让他自己去做。

咨：但你们不用去逼他，让他自己去找，我前面和他谈过，这两个星期让他思考一下自己有什么爱好，慢慢地培养起来。

小军父、母：好的。

咨：建议你们带小军到上海精神卫生中心去进行深入的治疗。

小军父、母：好的。

小军和父母一起

咨：今天我们沟通得非常好，我觉得小军的悟性非常高，上次布置的两件事都做得非常好。今天我还要布置三件半的事。

其中一件是上次你们剩下的任务，把旅游策划变实践。

第二件就是小军从下星期一开始，每两天出去一次，是必须坐地铁、乘车的，不是你外面超市兜一圈就回来了。而且每次出去地铁乘车的线路要不同。是不能用交通卡的，要自己买票。

第三件事跟爸爸、妈妈说好了，每周的星期天晚上给你 30 块钱零用钱，同时给你一本新的账本，第二次去拿零用钱要凭账本拿，要记账，用不完可以自己存起来，存满 100 元以后可以自己存到银行里去。还有出去的时候记得要带两样东西，一个是手表，出去的时候要掌握时间，还有就是手机，万一有事可以联系家人。

最后就是回去后思考下看看能不能找出自己感兴趣的事。

建议你们带小军到上海精神卫生中心去进行深入的治疗。

案头分析：

整个咨询过程，小军给咨询师的感觉是内向、内敛、不善言词，而且一般同年龄孩子应该有的想法，他几乎都没有。对家人对他的批评，甚至打骂他也没想法。考试题目不会做也不请教周围的人。在家里几乎过着饭来张口、衣来伸手的生活。

第一次咨询以后，咨询师要求小军做一些力所能及的家务。并且逐步走向社会，改变原来那种不适应社会生活的情况。两个星期以后小军的父母陪着小军一起来咨询，虽然小军能按咨询师的建议行事，但是他深层次的心理疾病反映出来了。

首先，他会莫名其妙地哭，而引起他哭的原因是想到恐怖的画面。据父母说：也许在小学的时候被人欺负过，回家不敢说。

其次，他感到脑子很乱，因为脑子乱，会觉得紧张。

第三，小军会产生被人从后面盯着的感觉。这是很明显的一种幻觉，有严重心理疾病的人都会有这样的感觉。

第四，在学校和周围的亲人中，小军几乎没有可交流、沟通的同学、同伴和亲友。

第五，在生活中小军除了拼图以外几乎没有什么爱好，在学习中也没有特别喜爱的学科。

第六，小军始终有一种感觉，有另一个自己在身边，而且在旁边和自己干同样的事。

根据小军的咨询情况，可以诊断出他已有很严重的心理疾病，所以建议父母陪他去上海精神卫生中心就医。

咨询师建议：

小军从小在爷爷奶奶、外公外婆、爸爸妈妈的宠爱下长大，什么事情都是长辈包办，使得他缺乏应对社会问题的能力。进入学校以后，父母仅关心他的成绩，没有注意他的心理成长，造成他除了注重成绩其他都无所谓，十六七岁的孩子没有爱好，没有想法，没有朋友，不会交流，不会发泄……这是一种危险的信号。

因此要求小军：

一、必须走向社会，尽可能多与社会接触、交流。

二、自己做力所能及的家务。

三、寻找兴趣分散注意力。

四、零花钱记账，学会管理自己。

五、经常旅游，学会规划、负责和沟通。

知识链接：

情感性精神障碍是一种以情绪高涨或抑郁异常为主要特征的心理疾病，其病因未明，也许与遗传因素、童年不良经历、应激性生活遭遇和身体疾病有关。

情感性精神障碍的抑郁症的临床表现主要为：

精神抑郁：心境低沉，郁郁寡欢，对一切漠然置之，不为喜乐刺激所动，但偶尔也会强颜欢笑。

自罪自责：悲观失望，感到自己无能、无助、无用。

没有兴趣：缺乏兴趣，没有热忱，对曾经有的爱好不屑一顾。

运动性迟缓：动作缓慢，被动应答，很少提问的时候，常危坐一边，纹丝不动。

身体状况：失眠早醒，食欲减退，对性事不感兴趣。

仪表特征：眉宇间常有愁情、哀意，给人一种心灰意冷的感觉。

以上临床表现程度较为严重的会产生主观妄想、幻觉等症状。

一个出走两次的女孩

咨询中心来电说有一个初三女学生，不愿上学，父母很着急，想通过咨询解决孩子学习问题。

鹃鹃父：看上去很结实，自我介绍是货运车驾驶员，长年在外跑运输。

鹃鹃母：看上去身体也很好，皮肤微黑，一看就知道是一个体力劳动者。

父母二人都是20世纪70年代的初中生，按他们自己说法，在"文革"中间没学到什么东西，自己把所有希望都寄托在女儿身上。

鹃鹃：戴着一副眼镜，看上去很瘦弱，有点弱不禁风，精神状态不佳，神情忧郁。

咨：以前到其他地方或在本中心咨询过吗？
鹃鹃父：没有。
咨：这次来咨询主要为什么事情？

鹃鹃父：（看看女儿）你说还是我说？

鹃鹃：你先说。

鹃鹃父：还有两个星期就要中考了，她不想读书，已经在家作了一个多月，我们很着急。

咨：是什么原因？

鹃鹃：学校环境不好，老师上课时会骂人，有时我回答错了老师的问题，同学们会笑话我，自己感到不合群，很孤立。平时上课提心吊胆，怕被老师提问，怕考试不好，被人看不起。

鹃鹃父：她曾经有过两次出走。

咨：具体介绍一下。

鹃鹃父：第一次是今年三月中旬，连续三天没去上课，我们家长不知道，后来同学送复习资料到我家才知道。那次我出车在浙江永康，接到女儿的电话，说她在外面，我很着急。她妈妈找了她两天，她手机关机，后来她凭身份证到招待所，接待人员一看她是学生，让她安顿下来，要她打电话给家人，这才找回家。

鹃鹃母：她还有第二次出走。

鹃鹃父：第二次是两个星期以后，她又出走，早上去学校，没进校，被同学看到告诉老师。那次要是同学没看见差点又要走了。

鹃鹃：我先看到同学，当时也没决定一定要走，所以没有走成。

鹃鹃母：我们现在很害怕，怕她一不顺心又走了，我们找也没办法找。

鹃鹃父：老师对她不错，跟我们家长说，如果她不想到学校不要逼她，现在主要是复习，只要回家能做卷子就行，不来学校没关系。现在每隔几天同学会送卷子来家里。

鹃鹃母：但她不好好做，一直想上电脑、看电视、看书。我担心她到了高中怎么办。

鹃鹃：不是那么一回事，我喜欢用我自己的方式办事。

咨：成绩怎么样？

鹃鹃父：初一时全年级11—14名之间。

咨：对她学习上有什么要求？

鹃鹃父：我们是74、79届的，当时"文革"，没学到什么东西，她现在的书尽管是初中，但我们都看不懂。她从小动作慢，作业也做得慢。她常说做人吃力，做人累，不想读书。有时候功课没做好就不想到学校去，自尊心又强，听不得别人一点话，尤其是别人批评的话，在学校压抑，到了家她会大哭。

鹃鹃：在学校不可能哭。

咨：小学情况？

鹃鹃父：小学在区中心小学，中学是区重点中学。刚到中学时还好，现在明显表现出自卑感。

咨：从小的生活？

鹃鹃父：我们是三代同堂，父母和我们一起生活，她平时由我父母带。

咨：住房情况？

鹃鹃父：三代同堂，她没有独立房间。从小我们全家很宠她，她妈妈只要她在桌子上做功课，什么东西都替她准备好，伸手可以拿到吃的东西，家里就像个小超市。她妈很老实，对她关心多，有时看她不努力，批评她多一点，她很反感，虽然嘴上不说。她们两人之间有时很对立，所以女儿平时愿和我交流，但我是集装箱驾驶员，常年在外跑，在家时间不多。

鹃鹃：你在家时间少，常常晚上到了，早上又走了，想跟你说说话也不行。

鹃鹃父：她妈跟她在一起时间多，但两人交流反而少。

咨：从小有什么爱好？

鹃鹃父：学过乒乓、跳舞、画画，在小学时因为长得像金铭常有人说她像小婉君，但她学东西没长性，现在都不学了。

咨：在家劳动吗？

鹃鹃父：什么劳动都不做，她妈只要她做功课，也没有给她劳动的机会。

鹃鹃：我妈规定在家不能出去，不能做其他事，只能做作业。

咨：看电视吗？

鹃鹃父：很喜欢看，尤其是古装戏。

咨：电脑呢？

鹃鹃父：我们刚装宽带，一周前为了她才装的，怕她出去。我家早有电脑，前段时间看她要出走，怕她真的出走了，所以装宽带稳住她。

鹃鹃母：我看她现在不看书、不写字。

鹃鹃：她一天到晚就叫我读书，只要我读书什么都好商量，我一不读书就什么都不行。我不喜欢24小时被盯着，为什么每天盯着我，什么事都要盯着我？

咨：父亲家里情况？母亲家里情况？

鹃鹃父：我是家里最小的，上面两个姐姐，家里很宠我，两个姐姐都已退休。

鹃鹃母：我也是家里最小的，上面两个哥哥、两个姐姐，他们都是一般工人，学历不高，都在上班，从小家里也很宠我。

与娟娟父母

鹃鹃母：对她没有要求，只要做好功课就可以了，但她说话不算数，讲好把功课做好但到时就不做。她现在不读书，不写字。

鹃鹃父：她在网上认识了一个安徽的男孩，21岁，平时上网交流很多，不久前还发现男孩写信给她，寄到学校，尽管内容没什么，仅是问问好，但我们很担心。她平时手机也用得很多，有一个月仅短信就用掉200多元。我和她说过，她一月手机用掉的费用，我们要攒几天。平时手机资费不够就打电话给表姐、表哥，让他们给充值。她现在大了有自己的想法，又有男孩子吸引。她平时喜欢看福尔摩斯探案之类的侦探小说。

咨：对她这种表现，你们最激烈的做法是什么？

鹃鹃父：从小到大打过她两次，第一次是在她六七岁时，有一次到商店买游泳衣，她没看到满意的，我要她再找一下，她说也不说回头就往外走，待我追出去，她人已看不到了，我很着急，马上跑回家，看到她的鞋子脱在门口，我放心了，但很生气，就打了她一顿，那次她是讨饶的。第二次是前天，她妈说好了要做功课，但等她妈回家，她还没有做，她妈在她背上捶了两下，她一边哭，一边打电脑，说自己要疯了。

咨：你们看孩子有没有优点？

鹃鹃母：我没看到她有优点，我看不到她有优点。

鹃鹃父：她喜欢唱歌跳舞。

咨：母亲看不到优点，父亲说的是她的特长，再看看她到底有没有优点。

鹃鹃父：她当时喜欢看书。

咨：对，这是优点，还有吗？

鹃鹃父：她对别人很好，在外面常能和人友善地打招呼。

咨：这也是？其实仔细看看孩子应该有许多优点，可不可以忽略她的缺点，表扬她的优点，使她不断在表扬中提高？

鹃鹃母：那么她不读书也不管？

咨：现在有两种选择，一种是你们还像以前一样盯着她，她心情不好，反感，学校也不去；另一种选择是使她心情好起来，不去盯着她，但她仍像现在一样不去学校。

鹃鹃父：我选择后面一种，如果孩子心情不好，真的有了病，那才出大事了。

咨：学习上的事还有机会可以补上，但一旦心理上出了毛病，一定会影响生活，到那个时候麻烦才大了。

鹃鹃母：那她不读书也不要管？

咨：至少在中考前不要管，还有两周，再管也没有太大的作用。孩子在成长期有个逆反期，你们的孩子正处于最后一个逆反期的开始，一定要好好把握。

建议：

一、从现在开始不再盯着她，不再提学习的事。

二、今天回家后让她自己订一个计划，到17日考试为止。

三、每天至少让她干一两件家务活。

咨：能够做到吗？

鹃鹃父、母：可以。

鹃鹃母：那么她不读书、不写字也不说？

咨：对，让她有一个良好的心情去学习，也许效果更好。

单独与鹃鹃

咨：刚才和你父母交流了，你有什么想法？

鹃鹃：从小父母十分溺爱我，在宠爱中长大，被宠爱包围，许多事都十分依赖父母，但父母爱的方式让我难以接受。我父母是家中最小的，从小也在宠爱中长大，我父亲直到我爷爷去世后才有变化，我感到他这时才成熟了。

咨：现在矛盾的原因？

鹃鹃：最近一段时间很奇怪，十分讨厌父母死盯着我，我在家除了做功课什么事也不能做。在家没有空间，有时心里非常郁闷，有时做作业会有坐立不安的感觉。在做功课时母亲在边上心里就会烦躁，相对来说爸爸比较理智。

咨：在学校呢？

鹃鹃：十分压抑，有恐怖感。

咨：你们平时有出去郊游的习惯吗？

鹃鹃：从来没有过，从小到大从来没有出去过，也没有机会，爸爸平时出差多，双休日很少在一起，平时放暑假，我整天在家里，不出去的。

咨：如果郊游愿去吗？

鹃鹃：当然愿意，那多开心。

咨：有没有心中常想的男生？

鹃鹃：当然有，但没跟我说过话，对他的感觉是很敬佩，成绩好的也很敬佩。

咨：平时和男生说话吗？

鹃鹃：不说的，我和女生也说得很少，不要说男生了。我有时处在矛盾中。爸、妈说我自尊心强，其实我知道自己很自卑。我知道我的不足之处是有很多事不会主动说，但又十分想别人来找我聊。从最近一段时间来看，我自己没有责任心，我对自己也不够负责任。

咨：你对自己的成绩怎么分析？

鹃鹃：我成绩好（指以前）是他们不管我的时候，现在他们越盯我越烦，我想用自己的方法学习。

咨：平时做些什么？

鹃鹃：上网。还有平时我外出会有不自然的感觉，感觉到别人都在注意我，有些不好意思。

咨：刚才和你爸妈说了三条措施，现在和你交流后再提一条，下周六或周日，抽一天时间外出进行一次郊游，行吗？

鹃鹃：可以。

鹃鹃和父母一起

咨：刚才分别和你们进行了个别交流，我感到鹃鹃最近一段时间心理压力非常大，希望家长配合一起做好劝导。主要方法是刚才说的三条，另外再加一条，下周六或周日全家进行一次郊游，暑假里全家到外地进行三五日的旅游。一周后我会联系你们，一个月后再沟通一次，看效果再定。

鹃鹃父、母：好的。

案头分析：

鹃鹃从小得到父母的宠爱，学习成绩一直不错，也很听话，但是进入初三，大约十四五岁开始发生变化，这也是很典型的进入第三逆反期的孩子的变化。（一般女孩比男孩早一两年）在这时期孩子的独立意识增强了，但父母的教育、培育方法没变，所以造成父母与女儿间的矛盾。

母亲为了女儿读书，把什么都准备好了，女儿的书桌上除了课本就是随手都可以拿到的零食，可谓关怀备至，但是女儿却不领情。父亲常年在外奔波，对女儿关心相对少一些。

父母对鹃鹃的关爱仅仅是在学习上，而对女儿的身心健康关心少了点，这引起鹃鹃的强烈反弹，鹃鹃感到自己要疯了，两次离家出走。

这让许多家长想不通，难道关爱错了？其实关爱没错，但关爱的方法错了。

咨询师建议：

一、鹃鹃已长大，有一定的独立思考能力，对她的学习可以说明利害，具体让她自己选择。

二、每天不用盯着鹃鹃读书，只要她把功课做好，其他可以由鹃鹃自己选择。

三、每天上网时间应控制在一小时。

四、让鹃鹃干一些力所能及的家务活。

五、选择适当的时间，一家三口郊游一次，建立良好的沟通。

知识链接：

亲子关系是每个人一生中最重要的关系，亲子关系也是每个人从出生就接触到的人与人之间的关系，是影响未来儿童成长、同伴关系发展和身心健康的重要因素之一。亲子关系的表现形式有关爱、情感、沟通、亲情等等。对于处于叛逆期的青少年，亲子关系会变得异常紧张，经常会出现各种各样的情感冲突。这些冲突能否有效解决，直接关系到青少年的心理成长、心理健康。

亲子关系有以下特点：

一、不可替代性，它是以血缘关系为基础的。

二、持久性，它与其他社会关系不可同日而语，只要亲子双方存在，这层关系一直将维持着。

三、强迫性，这种关系在人一出生便存在了，亲子双方都无法选择的。

四、不平等性，一开始父母处于主导地位。

五、变化性，亲子关系是不断变化的。亲子关系主要依据孩子年龄的增长而变化。

后记：

两周后与鹃鹃联系，她已顺利通过了中考。

两个月后和鹃鹃的父亲联系，他说鹃鹃和母亲关系已改善，以后会注意教育方法的。

重点学校进不去以后

这是一个父母为孩子学业而大伤脑筋的案例,这种情况在许多家庭中会产生,究其原因是一个不放心。孩子的成长是要让他到社会上去锻炼,而不是在父母的翅膀下捂着。

父亲:衣着整洁,精神状态较好,说话沉稳。
母亲:衣着整洁,有些疲倦,说话急躁。

母: 老师,这次来咨询主要为小孩的学业。我们小孩今年中考,之前也是我们大人失误,带他去考了四大名校里的一个学校,考后学校回应说考得很好,很保险可以进。所以后来也就没有带他去其他名校,等于考试的机会放弃了。一直到两个星期之前,学校告诉我们变成一号替补了,里面内幕我们也不清楚。5月份学校马上要填志愿了,可以填两个,现在名额已经占满了,我们另外一次填的学校也没进,等于是和普通的学生一样去考试了。这样以后,他的情绪就一直受到影响。之前自信心都挺好,我作为妈妈觉得他心里肯定有些不舒服的。

平时他一直是个很开朗阳光的人,我们是鼓励他去考的,但他说我们怎么能保证这次不会又是骗人的。所以我想问问用什么方式和小孩去沟通这个问题。

咨:你们觉得他有什么变化吗?

母:都正常,但我觉得他不是很愉快,比如说我买的零食,他都吃完的,没有其他特别反应,但从面部表情看得出点,总是皱着眉头,以前是很开朗的。

咨:他有话吗?

母:话是没有,他就是说不要连区里的学校也考不进。

咨:其他区里的学校去考过吗?

母:其他区里的学校去考过,肯定考得好的,老师说进来后进提高班,但区里的也很紧张的,现在的特优班等于只有一个志愿。

咨:谈吐当中呢?

母:我们是尽量避开他讲的,他的注意力不是在开后门上面,他的注意力主要是在学校答应我了,怎么又反悔了这事上。

咨:那爸爸觉得呢?

父:我觉得他很正常,没有他妈妈想得那么严重。

母:我是担心他情绪不好,影响他今后的发挥。

咨:这次来咨询小孩知道吗?

母:一点也不知道。第二个学校我叫他去试了以后,老师看了材料后还满意。他一直问我,他还不知道第二所学校进不去。他爸爸就鼓励他,既然有这次机会就冲一次,他原来选择不要冲刺。

咨:这次小朋友没来,只能听你们的介绍了解。我们是希望他能够来,当面跟他沟通。

母:我们不知道应该用什么方式去跟他说。

咨:你们之前有过咨询的经历吗?

母：以前从来没有过。

咨：你们的孩子从小是和你们在一起的吗？

母：平常都是和我们在一起，他外公外婆带。读书以后都是我们带。

咨：小孩在外面碰到问题或委屈一般和谁沟通比较多？小孩今年几岁了？

母：他1992年生的，发育以后和我们话就少了。在学校里要是发生事情也不会主动来和我们说，倒是我们问他，他有时会嫌我们烦。

咨：现在是逆反期，你们在他发育的时候应该多关心他的心理。这一阶段很重要。孩子思想上已经有独立的意识，但经济上还不能独立，所以会觉得不容易沟通。家长着急是好的，关键是解决问题的方法要注意。

母：随后我就和他爸爸讲，没和他讲，我怕影响他考试。区里面的考试我觉得他是没问题的。他自己和我说他能考好，但他不知道第二所学校没成功。我觉得小孩自己带大，他有些地方像我，看事情往不好的地方想得多，不像他爸爸往好的方向想。

咨：他以前上幼儿园时有没有住宿过？

母：从来都没有，一直是我们接送上下学的。

咨：那他在学校里的时候担任过什么职务？

母：一直有的，他在小学里是大队长，到初中先做小队长，后来做了一年班长，因为老师觉得他不是很踏实，不是那种老师叫他做什么就做什么的人。数学课代表一直当到现在。他对这不是很放心上。现在放学回家，他就喜欢躺在床上，像上星期他看足球赛，晚上2点3刻开始，我和他说会影响明天读书，他说他心里一直不开心，看看足球赛会好些。后来我就答应他，让他看球赛，让他释放一下心里的不愉快。这两天他知道结果快出来了,他心里也有一定的压力。

咨:爸爸是做什么的?

父:做进出口业务的。

咨:妈妈从事什么?

母:银行管理部门。

咨:目前这一阶段小孩变化特别多,要多沟通,他主动和你沟通是件好事。当小孩心里有烦恼的时候和你们说,你们一定要倾听。

父、母:对的。

咨:他喜欢打篮球,一个星期两到三次可以,但不能影响学业,要合理安排,真正读书好的孩子要有一定的业余爱好。富士康员工一个星期工作6天,每天工作12小时,这种情况就会产生不良的心理状态。我建议你们不要一直提读书的事情,他自己有能力读好书。其次他的自我整理能力要提高。第三,小孩的面试没通过,你们要以一种小孩能够接受的办法与他沟通。

母:我今天已经和他说过了。

咨:你们要做好两个准备,一个是进,一个是没进。一个人碰到事情有焦虑是正常的,你儿子碰到这事心里不舒服很正常。我们不要把他看成一种毛病,我们要正确理解。现在最主要的是怎么让他从这种焦虑的状况中尽快走出来。

母:他平常不肯读英语,我想和他说是因为英语口语没通过所以进不了。

咨:你不能这么和他说,你这是一个谎言,拿一个谎言圆另一个谎言,小孩今后知道了,会怪你们做爸爸妈妈的。以前我这里也有个小孩和妈妈一起来咨询,妈妈说了很多,小孩说妈妈骗他。这种你觉得是善意的谎言,却对小孩的心理造成了一种被欺骗的阴影。这也是中国家长不成功的地方。小朋友要正面和他讲，他今后生活中会碰到很多类似今天的问题，以后他还要走上社会，正确面对问题很重要。在小孩人生的关键时刻让他懂得什么事情要靠自己，不要依赖别人。通过这件事要让小孩有应对社会上挫折的能力。

母：他从小到大，一直都很顺。

咨：但现在要在不顺之间寻找成功。没有一个人会一直顺，从心理学角度讲现在开始要提高他的逆境商。

母：是的，现在小孩听不到好话就不开心。我们小孩和其他小孩比起来确实是听不好的话的能力比较差。

咨：你们要从正面，不要用谎话去圆。

如何提高他这方面能力，首先你要让小孩有独立处理问题的能力，比如你们可以让孩子出去买东西，或出去旅游怎么走、吃点什么，你们可以培养他自己去安排。要让他有成就感。家里的事情能和他商量就和他商量。还有就是你们平常给他零用钱吗？

母：给的，一个月给他30元，他也和我们讲过能不能增加点。

咨：进了高中，你们每周给，比如说给他20元，但要记账，下次再拿钱的时候带着记账簿来，记账很重要。接下来小朋友进入青春期了，要在合适的时候对他进行性教育，小孩都有个探索的心理，在这个阶段要主动去与他沟通。我觉得你们小孩没有什么问题。

案头分析：

来咨询的是夫妻两人，为了孩子的学业。这一年是孩子中考，父母先是在上海的四大名校中选了一所，据说考得不错，学校回应肯定被录取了，为此他们放弃了其他三所名校的考试。没想到最终结果是个替补名额。

因为上面的原因，孩子的情绪受到了影响，从一个开朗的小孩，变成了一个整日皱着眉头的小大人，这使他们夫妇两人很着急。

为了补救，他们又陪孩子到本区的重点中学去参加考试。孩子的担心又出来了，不要连区里的也考不进去。

其实孩子的担心也不是没道理，成绩看来不是主要的，可能其他因素左右了他进入重点学校的路。

孩子在学校担任过大队长，班长，又是数学课代表，应该说孩子对自己的成绩是很清楚的。

在这种情况下，为了稳定孩子的情绪，夫妇俩原打算找出他成绩中相对较差的一门课——英语，用英语拖了后腿作为理由，以使得孩子改变现在的低落情绪。这样做的后果不会理想，如果孩子以后知道（这是早晚的事）会记恨父母的，关键是没有说真实情况。

孩子已经十五六岁了，已经有强烈的独立意识了，父母在处理与孩子相关的事情时，应把真实情况跟孩子说明，任何虚假的掩饰，过得了一时，过不了一世，一旦揭穿会引起后续的矛盾和问题。

咨询师建议：

因为多种原因孩子没随父母一起来咨询，这是一个很大的欠缺。但是只要父母注意沟通方法，孩子的一些负面情绪会得到缓解的。

一、孩子的成绩不错，在这次"中考"冲刺中，一开始由于过于相信成绩和传言，致使没有抓住再次"冲刺"的机会。接下来在区重点"冲刺"时孩子产生了许多担心。这种经历对家庭来说是一个打击，但合理引导，却会得到正面的效果。因为这个社会是复杂的，孩子应该在走上社会的时候，多经历、多熟悉这个社会的复杂性，承受一些社会矛盾的压力。

二、在发生这类事件时，父母千万不能用编织谎言的方法去忽悠孩子，即使是善意的谎言也是不行的，因为谎言会有拆穿的那一天。谎言带来的可能是愤怒、悲观、亲情的疏离、对社会的仇恨，因此父母千万不能做这样的事。

三、回家以后应和孩子循序渐进地沟通，由浅入深，让孩子了解社会的复杂性，让孩子现在起建立承受挫折的心态，锻炼承受挫折的能力。因为一个人的一生会遇到许许多多挫折的磨炼。

知识链接：

行为主义心理学认为：情绪是身体对特定刺激作出的一种反应，是内隐行为的一种形式。人类有三种原始情绪：愤怒、恐惧和爱。

爱会使人温柔、同情、相思，恐惧会产生苦恼、害怕、窘迫、焦虑，愤怒会产生仇恨、妒忌、发怒等等情绪。

一个孩子在幼儿期因为接触某种动物而受到伤害，那么长大以后当他再次遇到这种动物时，他会害怕或惊慌不安，当他遇到和这种动物酷似的动物时他同样会产生害怕和惊慌不安，这种现象是所谓情绪的泛化。

父母对孩子的教育应坚持真诚的让孩子信服的方法，如果用谎言遮盖事实真相，那么孩子一旦明白真相以后，其效果和父母的初衷是相反的。

第二章 恋爱心理篇

在许多青年人的脑子里，恋爱是神圣的，也是甜蜜的。但是现实往往不尽如此，恋爱中会碰到许多问题，就是所谓的恋爱心理问题，这些问题的产生，有的是因为个人自身的心智不成熟造成的，有的是童年的经历投射到现实生活中产生的，有的是性格和文化差异形成的，也有的是父母横加干涉影响的，凡此种种都给美好的恋情增添了无尽的烦恼。

错过的年华

这是一个事业有成的后青年时期的男孩,年过40仍未结婚,有一个相处10年的女友,两人始终处于同居生活状态中。他的经历很典型,可以给年轻人很多启示。

小刚:40多岁,1.80米个子,脸有些病态的白,人很精干,举止间流露出成熟男人的气质。

第一次咨询概况

约在四年前,小刚曾到中心咨询,记得当时咨询的主题是婚姻恐惧。他说谈了一个女友,已有五六年了,女友想结婚,但他本人不愿意,认为婚姻的压力很大。当时因时间原因仅谈了一些表面现象。第一次咨询结束以后,咨询师电话联系小刚,因为他留的电话、名字都是假的,没有联系上。

这是四年多以后的又一次咨询,开始他仍隐去了过去的那一段经历。其间他又有过一次咨询,因感觉不好而终止了。通过联系中心，再一次找到本咨询师。

第二次咨询

咨：你这次来是为什么？

小刚：我最近就觉得人特别不舒服，不知道为什么。以前吃过抗抑郁的药，现在也不想吃药了。今年好像比去年好很多，实际上上回也来过一次，是另外一个老师，但感觉不怎么好。

咨：你能简单谈一下上次咨询大概是什么情况吗？

小刚：当时有可能是因为跟女朋友的关系，一直在考虑要不要在一起，很焦虑。

咨：那现在呢？

小刚：现在还是在一起，但没有结婚。我后来也想结婚，可是她有大小姐脾气，家里条件又特别好。她的性格要比我果断。刚认识的时候她说要结婚，我觉得还没有那么想结婚，她就不是很开心。我感觉她有报复心理，当初是我没答应，现在换了她不答应。

咨：她是哪里人？

小刚：她是南方人。

咨：那你呢？

小刚：我父母是上海人，但我从小生在北方。

咨：你和你现在的女朋友大概是什么时候认识的？

小刚：有十多年了。

咨：你们是怎么认识的？

小刚：我们是朋友介绍，一起吃饭的时候认识的。那时候我工作也好几年了。

咨：在这之前有没有跟别的女生交往过？

小刚：有的。之前算正式的有三个。

咨：最初一个女朋友是在什么时候谈的？

小刚：最初的是在毕业后的一年。那时候 25 岁左右。

咨：那这个女朋友谈了多久分手的呢，又是为什么原因分手的呢？

小刚：这个谈了一年左右分开的，因为她跟我同岁，思想方面都比我要成熟。她有个男朋友在海外的，她这人比较坦率，也跟我说了，我也没太在意。但最后还是发觉彼此不太合适，所以就分开了。

咨：那第二个女朋友呢？

小刚：第二个是单位里认识的，也是上海的，后来也是她提出分开的，觉得两人之间的差距太大。

咨：那第三个呢？

小刚：第三个差不多隔了两年，也是朋友介绍的。她是在南方搞文艺的，这个谈的时间算是长的，谈了大概有三四年了。这个是我提出分开的，因为分居两地，还有我们两个都是事业性较强的人。

咨：这三位分手的时候，你觉得最难过、最揪心的是哪位？

小刚：第三个女朋友是我投入感情最大的，也是我最困惑的。

咨：你上次来咨询的时候，跟现在的女朋友开始谈了吗？

小刚：当时已经开始谈了。

咨：我现在回忆起来，你当时是有点婚姻恐惧的原因是吗？

小刚：对的，有点。

咨：我记得有联系过你，你来过一次后就没再来。

小刚：我记得你当时问过我有没有去过那种场所？我记得我有的。我现在也是会去那种场所。

咨：这问题等会儿综合性跟你讲。我想问一下，你的第一次是在什么场合下发生的？

小刚：是我和第一个女朋友。

咨：谈了多久发生的？

小刚：谈了没多久，大概一个多月左右。

咨：那你在这之前还有没有过性行为？

小刚：没有。

咨：你大约在多大的时候能分辨出男女？

小刚：我记得大约在幼儿园的时候。

咨：你大约在什么时候对女孩子有想说说话的感觉？

小刚：印象中是在读小学的时候。

咨：你什么时候对女孩子有一种想来往的感觉？

小刚：我自己感觉最早是在初三的时候，那时候高一有个女孩子特别漂亮。

咨：你有没有因为喜欢一个女孩子而主动去跟对方说说话的情况？

小刚：那要到大学的时候，那时候有心仪的女孩子，那时候最多摸摸对方的脑袋，因为对方要出国，所以也就没再联系。那时候印象特别深，看到她的脸就觉得整个人都发光。

咨：为什么毕业两年后没有再接触心仪的女孩子？

小刚：后来因为没有再碰到心仪的，性格方面也不是特别的外向。

咨：你从小是和爸爸妈妈住在一起的吗？

小刚：是的。

咨：有没有住读的经历？

小刚：没有，都是跟爸爸妈妈住一起。

咨：你到了高中和大学都是跟爸爸妈妈住一起的吗？

小刚：是的。

咨：你大学的时候读的是什么专业？

小刚：设计专业。

咨：这个专业会有很多异性。

小刚：是的，通常模特都是异性。

咨：上回你咨询后为什么后来没有再来咨询？

小刚：我不太记得了。这次来主要还是觉得我女朋友家境太好了，性格也是。

咨：你能大致说一下对方的条件吗？

小刚：她家里从小接触的都是些名人。她性格脾气不好，住到一起的几年，我蛮难受的，我会紧张，放松不了。后来搬到新的地方，她变化蛮大的，我能感受到这点，她以前不会考虑别人，现在她会考虑别人。

咨：那你这次来咨询主要是什么原因？

小刚：这次来我感觉自己焦虑的状况非常严重。因为我工作压力也特别大。

咨：那你是因为什么事或者什么人让你感觉到焦虑？

小刚：我就是无法控制焦虑，怕生病，就是找不到任何原因，感觉这是自己长期的状态，吃不消了。之前公司股东又有变化，就发觉身体跟精神已经不行了。后来我就出去旅行，回来后过一段时间又开始了，几个月前开始吃药，稍微好些。我不知道有什么办法了。

咨：你上次跟这次来咨询，她知不知道？

小刚：我没有具体跟她说，但她知道。

咨：她听到后是什么态度？

小刚：她没有任何态度，就觉得挺好。

咨：你比她大9岁？

小刚：我40，她31岁。

咨：你们这样的年龄结婚是很合适，为什么不结婚呢？

小刚：我之前表示过好几次了，但她没有强烈的这种想法。

咨：那她的爸爸、妈妈呢？

小刚：她爸爸、妈妈没有我爸爸、妈妈那么有强烈的要求。她爸爸、妈妈也是属于事业型的，所以觉得我们两家这方面差距比较大。

咨：你们在上海的家业如何？

小刚：现在房子也有两三套。

咨：那现在你身边有没有可以交流的异性朋友？

小刚：好像没有。

咨：那么她呢？

小刚：她的朋友几乎都是男的，像个小伙子一样，都管别人叫哥们。追她的人好多，她不属于很漂亮，但属于智慧型的，性格又特别爷们。

咨：如果让她一起来咨询她会来吗？

小刚：这我不知道。

咨：你们两个人在一起性生活怎么样？

小刚：一开始比较频繁，后来由于自己蛮累的，就渐渐少了。她也有感觉，觉得我不是很积极，蛮生气，有很长一段时间不让我碰。那段时间是最难的阶段。

咨：那现在呢？

小刚：现在差不多一周一次。

咨：在工作中遇到的困难你们平常有交流吗？

小刚：通常她跟我说得多些。我现在自己也处在矛盾的状态。她有时候太过强势。

咨：你们现在住一起，出去互相怎么介绍对方？

小刚：就介绍是朋友。

咨：像你们这样的情况，如果把结婚的手续办一办可能会好一点。其实你们心里都有这样的想法，因为双方的性格造成这样的结果。你们完全可以有更好的沟通，你的整个状况是可以缓解的。我建议你一年至少一到两次，每次五天到七天，让你太太陪你一起外出旅游。每天至少一个小时做自己高兴的事情，比如可以去逛逛街，听听音乐，喝喝咖啡。你目前这种情况是因为长期处于焦虑的状况下，没有得到及时的舒解。你现在就像一张弓，拉一下，松一下，需要每天拉放、拉放。

小刚：我现在有去游泳。

咨：这点很好，做自己喜欢的事情就可以。

小刚：好的。

咨：平常，除了性生活还有很多方式可以促进你们之间的感情，比如互相拥抱等，都是一种相互交流的方式。我建议下一次你能带你女朋友一起来咨询一次，这样也能有更深一步的了解，从而解决问题。

小刚：好的，谢谢。

咨：这次就先到这里。

第三次咨询

咨：上次来咨询以后你和你女朋友有没有谈过这事？

小刚：有和她说过。

咨：她知道后什么态度？

小刚：没什么特别的感觉。

咨：你有没有和她说我希望她也能过来下？

小刚：我还没怎么和她说。

咨：你现在心里还有什么放不下的？

小刚：感觉比前两年好很多，和女朋友关系也好很多，现在把我之前吃的药停了，尽管经常会感到悲伤和难过，但不是特别别扭的感觉。

咨：就是发散性的伤感？

小刚：是的，看电视和报纸很容易会有想哭的感觉。前两年经常会这样，吃药后好很多。

咨：和你女朋友关于结婚的问题有交流过吗？

小刚：一个月前有，她说今年应该会结婚。

咨：你女朋友今年几岁？

小刚：31岁。

咨：你跟她一起那么长时间有怀孕过吗？

小刚：没有过，我们很少不做安全措施的。

咨：在性生活方面你和你女朋友是很和谐的吗？

小刚：现在比以前要好很多，在慢慢改善。

咨：在你们感觉最不好的时候你们的性生活是怎么协调的？

小刚：感觉不好的时候她不理我我也不理她，没什么性生活。

咨：你之前和我说的事情你女朋友知道吗？

小刚：和我在一起之后是知道的。

咨：你女朋友知道后有什么反应？

小刚：感觉她性格比较像男孩，比较豪爽，不和我计较以前的，只要以后不再发生就可以了。

咨：你和社会上的女孩子发生接触是在什么时候？

小刚：和第三个女朋友分手后。

咨：你和社会上的女孩子发生接触是经常还是偶然？

小刚：频繁的时候一个月三四次，不频繁的时候一个月最多一次。

咨：你现在和女朋友关系融洽了，她也不再拒绝你了，在这样的情况下你还有发生这样的事吗？

小刚：也会发生，但因为现在和女朋友关系有所改进，所以感觉比前几年要好很多。

咨：你现在性生活的频率是多少？

小刚：一个星期一次。

咨：如果一个星期或两个星期不让你有性生活你会有什么感觉？

小刚：我会忍不住，会有点焦躁，感觉难受。

咨：你在这件事上的看法和以前有差别吗？

小刚：以前我是很保守的，觉得这种事是不应该的，在和第三个女朋友分手后就感觉这种事没什么了，但还是觉得自己有点"色"。

咨：你现在的女朋友以前谈过几个男朋友？

小刚：两个。

咨：她有和你说过与以前的男朋友性方面的事吗？

小刚：没有说过，我也不是很在意她这方面的事，因为这方面的事肯定会有，觉得还是比较正常的。

咨：在和社会上的女性接触的问题上，你觉得用什么方法和你说你比较能接受呢？

小刚：我没什么想法，在这事上我也不知道能用什么方法控制和改变，这事经常会让我心情不好，感觉自己非常好色。

咨：我问你一个心理学上的暗语，如果在你面前走过一个无论身材、长相、气质都非常吸引你的漂亮女孩子，你会有什么反应：

一、看一眼就不看了。

二、从她在你的眼中出现到消失，你的眼神始终没离开过她。

三、你朋友和你说有个非常漂亮的女孩子走过来了，你不屑地回答看也不要看。

你选择哪个？

小刚：我选择二，但感觉别人都是看一眼不看了，像我这样一直盯着别人看的有点不正常。

咨：我祝贺你，这方面你是属于心理正常的。你觉得不正常是因为中国人的道德传统是看一眼就不看的，但是从心理学上说，你是应该看到底的，看到别人消失，甚至跟一段多看一会，是正常的。看一眼不看是中国人的道德约束造成的，从心理学上说你这方面没有缺陷。三个中你最喜欢的这个女孩子是不是在性生活中给你其他两个没给过你的体验？

小刚：我和她这方面也不是特别顺利，第一次因为紧张没有成功，心里有点阴影，觉得自己非常敏感，有时会觉得自己有病，性生活时一想到第一次的经历就会紧张，担心会像第一次一样。

咨：你和女朋友在一起就从来没有过高潮？

小刚：没有过，所以我一直思想包袱特别重。

咨：我个人认为按照你现在说的情况，包括你在性方面的需求，对漂亮女孩子的向往，都是正常的，没有丝毫感觉你有不正常。你第一次性生活有些拘谨，带来一种紧张心理，这也是正常的。问题是你对这些正常的现象作了一些可能不正常的想象，我想知道你哪来那么多压力？

小刚：我觉得我有疾病恐惧症，我特别害怕自己有这样那样的病。

咨：你在这方面最怕什么？艾滋病？

小刚：是的，前几年我从报纸上看到艾滋病的介绍后就非常的害怕，正好那段时间发着低烧，身体有点不舒服，我去医院检查了好几次。

咨：你和你女朋友有说过吗？

小刚：没有。

咨：不敢说吗？

小刚：是的。

咨：你和外面的女孩接触是什么时候开始的？都通过哪些途径？去的哪里？

小刚：洗浴中心。基本都是用手，虽然是用手，但我还是怕会沾染到病菌。

咨：你和外面的女孩接触最多的时间，是和第三个女朋友分手以后到和现在的女朋友开始交往这段时间，当你和你现在的女朋友关系紧张了以后又和外面有了比较频繁的接触。两个时间段我个人分析是：女友和你的关系和谐了，你外面的接触就少了点，当你情绪低落的时候，外面的接触就会多一些。和外面的接触完了以后就会非常的担心，尤其是不用手的方法而是直接和女孩子接触后就会怕这些事。现在和你谈几个想法：

第一，你没有性冷淡的问题，不用有负担。

第二，因为有这方面的心理阴影所以你非常担心、非常怕，主要怕两个，一是怕性接触得病，你潜意识里担心这个问题；二是因为这种行为在道德规范内是容不下的。你说你要改变你目前的情况，应该仔细想想，你怎么来避免这样的事情发生。

小刚：我觉得一是要去经营一个好的家庭，让自己有良好的感觉。还有就是少一点给自己找刺激的东西，比如黄色图片和三级片。

咨：其实固定与一个异性交往，这是唯一最好的方法。

小刚：最早和现在这个女朋友认识的时候，我觉得她不是特别能给我肉体方面的感觉。但是，她的为人蛮吸引我的。所以之前几年我自己蛮纠结的，她最早提出结婚的时候，我觉得好像她跟我想象的还有距离，有时候闹矛盾后我有想离开，但回来后看到她还是感觉放不下。

咨：你用你之前谈的三个女朋友和你现在的女朋友之间比比她们的优秀点。

小刚：第一个女朋友身高 1.68 米左右，以前是做模特的，身材不错，第二个女朋友是身材最好的，第三个女朋友是长得最漂亮的一个，我现在的女朋友身高 1.65 米左右，身材一般，但也不胖，脸长得属于小丰满型的，也有朋友说她漂亮的。

咨：你当时和我谈起婚姻恐惧时，你其实是在拿你前三个女友的优点和你第四个女友不如她们的地方在比，所以你心里很纠结。其实你现在的女朋友有她的特点，第一她很哥们，像个男孩子一样，第二她性格很豪爽，第三我估计她对你也有一些女孩子温柔的地方，如果没有你早和她分手了。

小刚：我以前觉得她脾气不好，又特别自我。之前我都快崩溃了，但这两年她确实变化蛮大，成熟很多，现在越来越温柔了，所以我是觉得她会始终让我有新鲜感，黏在一起不会厌，大家有交流。

咨：所以说结婚前漂亮是漂亮，结婚后过日子是过日子，那是两回事。过日子就是这么过的。今天和你说两点，第一，你在心理上基本没有问题；第二，你在这方面的生活是由你的经历决定的，并不是你这个人道德败坏，但从主观上来说要尽量避免，我们就要创造避免的条件。下回我会再联系你，再咨询一次。

小刚：好的。

第四次

咨：有两三个月没见了，现在怎么样？

小刚：我现在吃抗焦虑的药，医生又给我加了一种，现在是两种，因为有段时间心脏跳得很快，晚上睡不着觉，心电图做出来没有问题，说我是属于焦感神经兴奋，到晚上睡不着觉，还是神经系统的问题，给我加了点安眠药。

咨：效果呢？

小刚：刚吃安眠药的时候效果很好，就一个星期的时间，现在感觉效果没那么好了。

咨：身体增加耐药性了。

小刚：对，我刚好前段时间状况不大好，所以再看一两个疗程。我父母也说我状态不好，知道我找心理医生。我觉得我没什么特别想不开的事，觉得还好，就是会突然想起不开心的事，不像以前时间长一点就过去了，现在就是整个身体的感觉特别强烈点。脑子里什么想法都有，觉得受不了，整个身体的反应自己已经很清楚是个病态了，觉得撑不住了。

咨：你的女朋友知道吗？

小刚：她知道。

咨：那她用什么方法帮你解决呢？

小刚：她还是蛮照顾我的，我们现在处得还是不错的，应该说是越来越好了，但是我的反应越来越过度了，碰下就不行了，以前还好，现在有点过于敏感。

咨：你现在这个药吃下来多长时间了？

小刚：将近一个月。

咨：就是安眠药已经吃了一个月了？

小刚：对。

咨：我觉得你吃抗焦虑的药已经很长时间了。

小刚：对，有三四个月了，还给我加了安定，大概也是从10月初开始吃的，和安眠药一起吃了差不多一个月。

咨：就是说你现在实际上在吃三种药，两种抗焦虑的，一种安眠药？

小刚：对。前段时间因为我休假，所以就到外面去走走，散散心，浙江、嘉定这种地方住几天。

咨：住下来感觉怎么样？

小刚：就是到下午人会不舒服，晚上睡不着。

咨：你到浙江是几个人去的？

小刚：就我一个人。

咨：没有其他人？

小刚：对，我还是比较喜欢一个人出去，比较自由，也比较放心。

咨：那你女朋友也随便让你一个人去？

小刚：她知道，她的性格比较像男孩。

咨：那你在那里修养期间干点什么呢？还是什么也不干？

小刚：我就是看看书啊，聊聊天啊什么的。

咨：和谁聊天，陌生人？

小刚：那边有朋友，工作上的。

咨：即使聊天你也会觉得烦恼？

小刚：也不是，就是感觉身体不适，医生给我加药前测血压的时候说我血压偏高。

咨：血压多少？

小刚：有时候下午测出来是140—150。

咨：你这个年龄段这样的血压是偏高的。

小刚：我从去年开始就这个样，然后吃了一段时间药，夏天就停了。医生告诉我说这不是真正的高血压，是焦虑引起的，但是长期这个样子就会变成真正的高血压。我也做了24小时血压检测，做出来也正常。但是之前有段时间就是下午血压会超140，晚上会经常睡不着觉，吃了药血压正常，但不知道是不是药的关系。我觉得我现在不能正常和别人交谈。昨天晚上 3 点多醒的，如果不吃这个药我估计 2 点多就醒了。醒了以后满脑子的工作事情，控制不了，高度的工作状态。我和妈妈也说过，我妈妈蛮关心我的，但是聊着聊着两个人就不合拍了，我和我妈太像了，她也焦虑，很敏感，有些事情关注过度了。我和她很像，所以也不敢多说，说多了两个人都不高兴。

咨：上次咨询完了以后，有两三个月没有联系了，这段时间里你感觉怎么样？

小刚：还可以，总体来说特别想不开的事情比以前少多了，但是可能因为我血压偏高，我个人的状态感觉不是特别好，吃了药好一点。我是觉得生活当中整体来说还是不错的，比前些年好多了。但是，最大的问题就是感觉我承受力变差了，控制不住自己，整个身体的反应特别强烈，脑子里想法特别多，自己都觉得吓死了。

咨：那有过些什么极端的想法，能不能和我说一下？

小刚：像踢东西呀，摔东西呀，想骂人啊，但是我完全不是这样的人，我去年把手机也砸了，觉得自己极度烦躁。

咨：你自己分析过没有，是什么原因导致你这种极度烦躁的现象。

小刚：我觉得主要的原因可能还是和我朋友的问题吧，那些时间想到结婚的事情，一下子觉得特别焦虑，不是一般的焦虑，我也知道自己的反应不对。之前几年是因为很多其他的事情，她是什么事都会说，大大咧咧，我是不大会说，自己藏着掖着。她说好后就忘了，我是什么事都记在那。我觉得现在我们相处好很多了，但是我的状况更明显了，有一点什么我就不行，有点像惊弓之鸟，有点神经质了，情绪好像变得极端了，感觉状态不对劲。

咨：你现在业余时间除了看看书，其他还有什么安排呢？

小刚：说实话因为工作太忙，业余时间平时周末就和朋友逛逛街，看看父母，看看电影，看看书，我自己还是最喜欢出去旅行。但是，时间上有冲突，平时工作处理完一天事情，回去吃完饭就啥也不想干了。但是，就算空闲时间，脑子里还总会想点工作上的事情，总觉得很多事没处理完。

咨：你现在具体在干些什么事？

小刚：就是一些业务上的工作，设计服装什么的，当然很多时间是管理工作，因为是团队。

咨：你的团队有多少人？

小刚：公司人蛮多的，有七八十人。

咨：都是你的下属？

小刚：对，但是我有合伙人。

咨：合伙人有几个人？

小刚：具体工作上的只有我们两个人。

咨：那我问你像你现在这个情绪工作上有没有影响？

小刚：我在工作上没有什么太大影响，所有的极端情绪都是一个人的时候。

咨：就是在生活上反映出来了。

小刚：工作上是有点影响，我不能开会。今年比去年好很多了，去年我发觉我不能连续工作。我如果连续开几个会就不行了，去年上午开个会，下午开个会，再开第三个会我就头皮轰轰的不行了。

咨：那像这样的情况你说话、表现还行吗？

小刚：还行，我不属于脾气会发出来的那种，我是自己感觉非常差，受不了。别人说一句话我就觉得不行了，非常烦躁，所以我现在已经在减少工作时间了，但是我觉得我现在非得把工作停下来不可，没法干活了。像现在一个会开下来，就觉得不行了，我又很认真，开会的时候脑子在转，开完会还在想，到晚上也在想，觉得受不了。

咨：那你这个企业从正常营业到现在有多长时间？

小刚：我们刚满10年。

咨：从第几年开始有起色的？

小刚：从第七年吧。

咨：那前七年你们都是从困难中度过的？

小刚：总体来说我觉得我们公司不算特别困难。

咨：现在你把你公司的经济数据和我说说看，去年整个实际的销售数额是多少？

小刚：我觉得应该有上亿了。

咨：那净利润呢？

小刚：有上千万了吧。

咨：就你们几个股东老板分？

小刚：还有其他的投资者。

咨：一共有多少人？

小刚：一共有五个人吧。

咨：那你占的比例多少？

小刚：我们五个差不多都均等。

咨：就是百分之二十。

小刚：对。但是我们具体工作的人还有很多，还有工资，还有很多人分红。

咨：那你一年年收入大概是多少？

小刚：差不多三四百万。

咨：这和公司刚刚创建的时候收入差多少？

小刚：差太远了，刚建立的时候我们每个人都没什么钱，很穷的。

咨：我看你现在是一个很事业型的人，你还记得我上次和你说的话吗？每个人一生的每个年龄段都有他必须做的事情，你很多事情都经历过了，所以现在回首过去都会有点不适应。包括你第一次来我这谈的婚姻恐惧，其实不是婚姻恐惧，是恋爱恐惧。也是因为这个原因，你真正结交女性是在你大学毕业后一两年，这个年龄段你没把你该做的事做完。按照心理学分析，你在大学的时候至少也应该开始和女孩子接触了，像你这样正好把这段时间忽略掉了，这对你造成的心理影响是非常大的。

小刚：嗯，就是说不是一个正常的心理现象，整个都延迟了。

咨：对，都延迟了。你还记得我还问过你在小学、中学、高中有没有心仪的女孩子，这种缺失对你的心理来说都是一种遗憾。

小刚：那种心理还是有的，但是在大学里我比较内向，不太敢去说，而且我觉得我要求比较高，比较少有女孩让我欣赏。

咨：但是你在二十五六岁青春的懵懂期后是有过一段挫折的。

小刚：对。

咨：那这个事情对你心理上造成非常大的影响，所以你在这方面是很不自信的。

小刚：我还有点事情没和刘老师坦白，就是我特别害怕生病，老去医院检查身体，一有不舒服就去医院检查，这点和我妈有点像，不知道是不是过度恐惧？还有一点，就是我现在稍微好一点了，但是以前我对女性特别的不自信。

咨：你这方面的不自信表现在很多方面，包括结婚恐惧。我和你说希望你们尽早讨论结婚问题，或者让她陪你一起来，就是想促成你们早点结婚，而且也促成你们早点有孩子。你这个情况有了孩子以后就会改变，当然你可能觉得没什么关系。

小刚：实际上我是非常喜欢小孩的。

答：因为你现在的问题是高度自我，把所有的问题都内射到自己脑子里，对自己的身体和感受非常的在乎和在意，一旦有烦恼你就会非常的紧张、着急。当你有了孩子以后，至少你百分之七十的注意力都转向了孩子。人的思维都是有限的，你把百分之七十的注意力放在孩子身上了，就只有百分之三十去考虑自我了。到什么时候会恢复呢，在整个孩子的成长期你就会慢慢恢复。现在这样吃药对你身体其实是很不好的，还不如去和自己的女朋友结婚，不一定要搞什么很大的仪式，而是让自己处在一个温馨的家庭里。在爱情里、家庭里慢慢过度，自然而然地会好起来。结婚以后注意力自然而然会转移。结婚的原因是什么？不是因为你们两个在一起时间久了，你们两个现在已经在一起了，而是结婚以后你们有了个共同的家庭。毕竟40岁以上了，你这个年龄段已经往后跑了，半截已经过掉了。你现在看起来保养得很好，只要不是情绪很低落看起来也就二十七八岁。刘老师希望你能做个思考，如果说女朋友现在改变了，有点什么想法了，你把你女朋友一起带过来我们坐下来聊，先把这个问题解决掉，然后看后面怎么治疗。当然，现在这个问题没解决前先别停药，因为心理引起生理上的反应是很正常的。你现在的办法要用转移法来解决，像你这样能意识到自己不对的已经很不错了。很多人到了三四十岁，他们连朋友都没谈，感觉很自我，根本连自己病态的意识都没有。

小刚：很多东西延后给整个心理造成一种影响。

答：你到外面会发现那些男的、女的从来没有谈过恋爱的，他们说出来的话很难理解。你过30岁后有了个家，这个家不是法律意义上的家，是你们两个的组合。但是这个组合有个缺陷，就是没有爱情的那种卿卿我我。她在外面是呼风唤雨的人，而你是很自恋很害羞的人，什么事情都是放在脑子里的。我估计你对其他人所谈的所有的东西可能都没和我谈得深。

小刚：对。

咨：如果你有几个很好的朋友能够交流，就不会有这个情况。

小刚：我和朋友更多谈的是工作方面的，不会谈什么更加私人的问题的。

咨：所以说如果你有一两个好朋友能和你谈一些问题，你就能得到释放。

小刚：这个目前不太可能。

咨：因为你们没有基础，而且你又羞于谈论这些问题，所以我个人给你的建议是早点结婚。结婚的目的不是因为在一起，因为你们已经在一起了，而是可以要个孩子，有个孩子后你们都会围绕着孩子改变很多。

小刚：对，这是该有的生活。她这两年也有变化，她可能也想有个孩子。

咨：十月怀胎，你要有还得到明年，明年想有就是后年了。你整个咨询的时间实在是拉得太长，如果那个时候你就注意这个问题，你也许已经是个很成功的爸爸，很成功的企业家。但是，你现在事业有了，准家庭有了，两个人在一起结晶还没有，这是个很大缺憾。我觉得你别去依赖那些药，心理上的问题有时要靠转移法。当然你在特别情况下需要吃药，但是吃药对你心理和生理上有很大的伤害。

小刚：本来我觉得我还好，没什么特别不开心的事，后来，我想还是来看，我不想自己有心理上的特殊状态，我就觉得不能老这样，受不了，因为有明显感觉是非常病态的。

咨：你现在已经是很明显的比较严重的病态了，你第一次来我感觉只是有这种倾向。

小刚：对，从去年开始就感觉越来越厉害了，工作也太忙了，所以就想把工作量也减下来，工作那么长时间特别疲劳。

咨：我有个建议，你可以考虑一下，我是非常非常希望你能带着女朋友来一次，不能再耽搁了，再耽搁对你们今后的发展可能会有影响。

小刚：我有点顾虑，因为她的思维特别的男性化，还有我不希望她有压力，她特别容易反弹。

咨：那她不来也可以，但是你尽量把该做的事做了。

小刚：还有一件事我感觉特别不好，有一天她和我说我们先要个小孩再结婚吧。我是从另一个角度想问题，我想她是不是会不想结婚。所以，我也在想我为什么想事情总是从坏的方面想。我觉得我已经过度敏感了，确实是有问题了。这是她今年的变化，她觉得她也想要小孩。

咨：可以和她这么说，不管是先有孩子还是后有孩子，你们先拿张证就可以了，至于结婚仪式，如果她觉得亲戚朋友过不去，你们也可以搞个小点的仪式。有了孩子后，你们的注意力都会集中在孩子身上，转移注意力是你现在最最重要的办法，硬靠药去压制只会越来越厉害。

小刚：我有个不好的地方，老是把这些问题归结到自己的家庭，和我妈一说就不开心了。

咨：你妈现在几岁啦？

小刚：我妈70多了。

咨：她肯定很着急。

小刚：是，所以我就觉得特别烦恼。

咨：我个人看法你这方面要想办法，把这问题解决掉，这样你各方面都会有转变。

小刚：主要问题是错失时机。

咨：你是几个错失了，谈恋爱错过了，结婚错过了，孩子更错过了,像你这个年龄别人孩子已经很大了。

小刚:我是做不成爷爷了。

咨:哈哈!做爷爷是有机会的,你现在有儿子的话爷爷肯定能做。

小刚:我觉得在大城市里这种情况非常普遍,我们公司有一个三十几岁没谈过恋爱的,我就觉得他状态也不对,脾气特别不好。还有很多女孩子到现在也没男朋友,我觉得现在这问题太多了。

咨:所以我说这方面一定要解决,当然这是题外话。但是,我觉得我们可以作为一个话题一起来探讨。另外我不知道除了看书、思考工作外,你还有没有其他爱好?

小刚:说实话,没有其他什么特别的爱好,就前两年开始喜欢出去旅行。

咨:喜欢出去旅行多久了?

小刚:就是前年感觉身体状况实在不好就出去旅行,感觉好很多。

咨:出去旅行是跟团还是和别人一起?

小刚:就一个人,不跟团。

咨:那出去之前有没有做功课什么的?

小刚:就随便走。

咨:在学校里读书时,地理、生物、人文,你相对偏向什么?

小刚:偏人文点。

咨:那我给你个建议,先做功课。我也是非常喜欢人文的,我一般出去旅游都是先做功课,然后挑喜欢的东西去看,回来以后写成文章在报章发表。这也是个办法,可以把你的注意力转移,否则像你这样出去走还是会一边走一边想,根本没做自己感兴趣的事情,没转移注意力。你现在是注意力太集中,一有事就放在脑子里,现在我给你想个办法：第一，孩子，第二，爱好，然后才是你现在的工作。

小刚：我现在工作倒是不敢多想。

咨：因为你越想越害怕，你现在是心理问题转变成生理问题，一有想法就心慌气短，心跳厉害，晚上睡不着觉。所以今天刘老师给你的建议就是：第一，努力解决结婚生孩子的问题；第二，把自己喜欢的东西再深入下去，扩展一下，转移注意力，心理上的问题会得到解决的。

小刚：我现在之所以吃那么多药是因为去年开始患高血压，我以前看病也开过这些药，没有吃。

咨：药还是继续吃下去，什么时候可以停我会随时告诉你。但是，你在没有完全停药前不能要小孩，这药最起码停两个星期后才能要孩子。

小刚：关键现在我控制不住我的大脑，它在高速运转，停不下来，我觉得我快要崩溃了。

咨：所以刘老师给你的建议是转移注意力。你这次打算什么时候出去旅游？

小刚：下个星期。

咨：好，打算去哪里？

小刚：江浙一带。

咨：很好，不管去哪里，你先把要去的地方功课做好，给自己点目标，因为有目标后你会转移自己的注意力。还有一个很重要的建议是，你不要觉得稍有缓解就把刘老师说的话放在边上了。我很担心这一点，就像很多人感冒了以后觉得没什么了就不看了，然后就更严重了。这需要一个持续的过程。当然好了以后你想来我也不让你来了，不能让你有依赖性。现在你回去准备旅游吧，打算什么时候走？

小刚：周末吧。

咨：那等你旅游回来，咱们约个时间吧。

小刚：行，我16日后就有时间。

咨：那么我们就约在16日，星期三，差不多1点45分，就今天这个时间好不好？

小刚：行，可以。

咨：你回去和你女朋友把你们婚姻的问题谈一谈，下次来我要听你说说你们的想法。

小刚：她现在是有这个想法，但是我想当时我的反应可能过于消极，她可能会有点敏感，当然我有点钻牛角尖，有时候会想偏问题。

咨：你女朋友有这个想法很好，这是个很好的机会，你回去后谈一下，这样我们可以先把你吃药的问题解决掉。

小刚：我睡觉正常，就是早醒。

咨：你现在什么时间醒？

小刚：如果不吃药我可能会在2点左右醒，然后迷迷糊糊到早上，不管几点睡都是这样。

咨：我再问你个情况，你现在感觉你的生理情况怎么样？

小刚：说实话，不是太好。就是血脂高，胆固醇高，尿酸高，还有最近一次说白细胞有点低。

咨：那饮食呢？

小刚：实际上我比较注意饮食。

咨：你喜欢吃什么东西？

小刚：我们是在外面吃的。

咨：早饭呢？

小刚：在家吃。

咨：晚饭呢？

小刚：我们都在外面吃，不经常烧，这两年最大的问题就是神经衰弱，然后又慢性前列腺炎。

咨：是细菌性的？

小刚：说是非细菌性的。

咨：那还好，应该及时治疗。

小刚：好！

咨：你现在性生活频率是多少？

小刚：差不多两个星期，有时候一个星期一次。

咨：还是一个星期一次，身体允许一个星期两次也可以，对你也有好处，这是种心理治疗的辅助。

小刚：好的。

第五次

小刚：最近天比较凉，好像血压有点偏高。

咨：天冷了血压高一点正常，我也有点。

小刚：可能是我比较敏感，有一点不舒服。

咨：你现在焦虑的倾向还多不多，就这两个星期？

小刚：有过一次，还是想到结婚的事情。我觉得我有点习惯性，不能想，想了一次就感觉非常焦虑、非常烦躁。

咨：有些什么表现呢？

小刚：非常烦恼，烦得不得了，想法一个接一个，脑子里别的东西都没有了，我自己觉得自己不太正常。还有我感觉我现在脑子专注的时间越来越短了，比如设计一个东西或者写一个东西，如果持续一段时间就会觉得不能集中思想，有一两个小时就不行了，必须得放松，否则就有焦虑感，有点晕晕的站不稳，然后说话也不太清晰。

咨：结婚的问题和你女朋友交流过没有？

小刚：交流过，上个月出去玩，还有过小争执。

咨：争执什么呢？

小刚：大部分都是工作，因为她喜欢。她工作比我还投入，我已经算投入的了。我会想想家里怎么样的事，就说能不能谈点我们生活上的事。以前，和她谈这些问题，一谈她就非常不耐烦。因为她家里的关系，父母都很独立，性格都很强。我家是属于相对比较小日子的那种，她那种意识就比较弱。比如说家里以后烧菜要不要请个阿姨，她一开始比较不耐烦，然后马上就好了。但是，我的脾气就上来了，就说我怎么现在变成个娘们了，家里事都要我来操心，她一下子就挺伤心的。

咨：你女朋友也是上海人吧？

小刚：是上海人。我现在感觉我不能老钻牛角尖，感觉这样不太正常。

咨：这是什么原因你自己分析过没有？因为你是搞技术的，技术问题是不能有半点差错的，只有"对"或"错"。你把技术上的要求应用到生活上去了，那样就乱了套。什么原因呢，其实生活中的"对"或"错"中间有非常广阔的灰色地带，都是无所谓的。这是思维定势，但是你这不用太自责，只能说是思维方式的不同。那么有没有谈过生孩子的问题呢？

小刚：这个倒有聊过，聊得也蛮好，说以后要生的话就生个儿子吧。

咨：你们在一起那么长时间都没怀过孕？

小刚：没有。

咨：一直在采取措施吗？

小刚：以前她很敏感，一定要采取措施。

咨：那么你现在服药的情况怎么样？

小刚：没什么改变，一个安眠药，一个抗焦虑的药。

咨：现在的药量是一天两片？

小刚：对。

咨：服了药以后感觉怎么样？

小刚：还行吧，因为我服药之前有一段时间晚上睡不着觉，而且感觉心跳很明显，感觉神经系统很糟乱。用这个药先稳定下来，睡眠还可以，用了药以后一般 4 点左右醒，不用药的话一般两三点钟就醒了。

咨：那醒了以后脑子是不是很清醒？

小刚：迷迷糊糊的，但是脑子里会想些事情，感觉睡不好。

咨：你上个星期说准备出去旅游，和女朋友一起去的吗？

小刚：其实我们没有去旅游，就是找个地方住住，像小的度假一样。我们去的是莫干山，爬爬山、吃吃菜。

咨：那去了几天呢？

小刚：两天。

咨：星期五去星期六回来？

小刚：对。

咨：你们是开车去还是坐车去的？

小刚：坐火车去的，先到杭州再打车过去。

咨：杭州过去好像远了点吧？

小刚：还好，打的一个小时 100 多块钱。

咨：那回来呢？

小刚：回来也是打的到杭州火车站。

咨：那你们属于自助式的，不是跟团的？

小刚：对的，这样比较自由。

咨：和前两个星期比，生理情况感觉怎么样？

小刚：怎么说呢，就是有两个，一个还是不能想太多问题，可能最近一段时间感觉比较焦虑，当然我女友最近对我还是很不错的；另外一个就是工作的时候还是会觉得不舒服，像昨天工作到下午4点左右就感觉血压高上来，头发胀，身体不舒服。我身体反应比较敏感，觉得不舒服，说不出来的那种不舒服。

咨：遇到这种情况你用什么方法解决呢？

小刚：有时候会做SPA，有时就会离开那个环境，不是不上班，就是少说话什么的，让脑子休息。

咨：那昨天那个时候你干什么了？

小刚：就回去休息了。

咨：这样感觉轻松点吧？

小刚：对，要好一些。

咨：你晚上回到家以后一般都做些什么事？

小刚：也做不了什么事，一般回去都7点了，有时候在外面吃饭，吃好饭回去就晚了。回去就看会书或电视和报纸，然后9点左右我会出去锻炼，随便走走。走到附近的公园锻炼下再走回去，回去10点多，再洗洗弄弄，给自己做点按摩，感觉自己像个老头一样。

咨：这不是像老头，这些年轻人做得很多，现在健身房里很多都是年轻人。

小刚：我不太喜欢机械类的东西，我还是喜欢走走路什么的。这几个月都是10点半、11点左右睡觉，不敢晚睡。

咨：舒缓焦虑的药停掉部分的话你觉得有没有可能？

小刚：不知道吧。

咨：我建议这星期上午那半片取消掉，下个星期把中午的也取消掉。这两个星期做这么两件事，等你下次来就是一天半片抗抑郁药、半片抗焦虑药，这样的办法我们试试看。另外我想问一下你现在公司的管理情况，你在公司里主要是管理哪一摊事？

小刚：开发、研发。

咨：那么营销是谁在管？

小刚：搭档在管。

咨：营销大概多少人？

小刚：不知道。

咨：那么你们公司大概多少人？

小刚：七八十人。

咨：他那里大概多少人？

小刚：至少一半吧。

咨：一半对一半，开发40人，营销40人，组织结构就这样吧。那你们公司有没有搞管理的总经理办公室什么的。

小刚：我搭档本身就是总经理。

咨：他的办公室呢，他下面有搞行政的吧？

小刚：有。

咨：你这边的架构是怎样的？

小刚：我管的都是设计师。

咨：你是副总还是董事长？

小刚：我们也没分董事长什么的？

咨：你就是属于设计总经理。

小刚：我们的关系都是并行的。

咨：你是总负责，下面呢？

小刚：下面有不同部门。

咨：总共有几个部门？

小刚：我直接管的有两个部门。

咨：哪两个部门？

小刚：一个设计的，一个技术的。

咨：再上去就是你了？

小刚：对。

咨：那么我插一句话，就是你去找一个助手的可能有没有？

小刚：实际上现在一直在培养。因为我们这个行业比较特殊，就是公司的文化什么，需要别人非常了解的那种。这种管理不是标准式的，和公司的特质和企业文化什么的都有关系。说实话工作这块我的压力没以前那么大了，下面的一些助手成长蛮快的，整个公司的人际关系也都蛮好，都还不错。压力更多的还是在于我自己原来承担的工作，去年我自己觉得状态不好了就逐渐减少，因为公司的工作要不停地面对市场。

咨：这方面的工作你都交给下面的部门经理来做？

小刚：有些工作可以交给他们做。

咨：有的事必须要你自己来做。

小刚：有些事需要公司的高层来做。我和搭档商量，具体工作减少点，必须要放弃些。

咨：你是把你整个生活的全部都放在工作上面。当然，前几年你也没办法，两个人白手起家，很辛苦。当事业到了一定程度以后，你还是想和前几年一样干，你会感觉精力和时间满足不了这个需求。这和你的企业并没有关系。上次和你聊了以后我回去又反复地思考了一下你的问题。建议你在公司里的作用，逐步从具体事务转向纯管理，具体事务一多，你会感觉工作量太大，实在是忙不过来，整个人感觉身心俱疲。第二个建议，如果情况允许，你每天用一半的时间工作，一半的时间用来休闲。这休闲不是说玩，是放松，看书，做你愿意做的事。

我必须要不断地提示，因为年龄的关系，年轻的时候什么都可以干，可以几晚不睡，年纪上去了就不行了，不可能违背自然规律去做事。

让你星期六、日出去旅游放松解决不了问题，因为你周一到周五绝对是满负荷，甚至是超负荷在运转，这太残酷了。

小刚：周一到周五实在是很辛苦。

咨：所以我说让你马上做到是不可能的，要逐步地来，不显山不露水，又能把工作有个好的衔接。

小刚：这个问题有在想。

咨：小刚啊，不是想。

小刚：必须要想着做一下。

咨：你到我这儿来最多2个小时，你回去后还是老样子，我就是拿根绳子帮你往回拉都拉不回来。你天天在做一件事，叫你不做可能吗？不可能！以你目前这样的情况，家里安排些什么基本已经能满足了，不用再去扩展非常多，像做做SPA、按摩什么的。

小刚：有在做。

咨：等到你把所有的药都停了，接下来还要做件什么事你还记得吗，上次我们说的？

小刚：嗯……

咨：生孩子。

小刚：忘了。

咨：这怎么能忘，还要有下一代！检讨一下你这种状态形成的原因，有你生活中的态度，也有你生活自然规律的延后，更有你这10年来一门心思赚钱工作，当事业有成后你的身体却不行了。有一个现象，我们最近做了个统计，富豪榜上很多富豪都英年早逝，这都是因为精力上的透支。所以建议你把你的工作量减下来。

小刚：必须减下来，否则这样下去不行。

咨：所以我说你每天上午上班，中午把事情交代完，接下来下午时间你就去放松。放松有很多方法。个人整个生活不仅仅只有工作，还有家庭、家人。

小刚：我现在还有一个情况，除了工作外，我自己还有一个工作室，就是非常小规模的，实验性更强些的，但是没有公司那么忙、问题那么多。

咨：这个还可以啊，你有两份工作？

小刚：哈哈。对！

咨：今天谈的就是改变你的生活方式，改变你的工作方式。下班以后是私人时间，要保证休息。你要硬性地把你的时间切断、切好，这一段时间事情你能办好就办好，办不完明天办。否则你到我这里来咨询一百次也是解决不了问题的。

小刚：还是会很焦虑的。

咨：还有一点，你的业余时间不能只是跑步锻炼，喜欢看电影就去看个电影，喜欢看戏就去看戏，喜欢唱歌就去唱个歌，唱歌是一种发泄、宣泄，把心里的闷气烦恼都发泄掉。

小刚：我会去卡拉OK。

咨：卡拉OK，是自娱自乐，管他对不对，走音不走音，发泄就对了，吼两声，关键是谁也没有听到，对不对？

小刚：对！

咨：所以说你必须要有这么一个改变。

小刚：这个非常关键，要是不改，估计好不了。

咨：因为我没有感到你有不符合一般人的生活规律的地方，那为什么你还会出现这个情况。我们只能找另外的原因。

因为你创业初期投入了很多的精力,没日没夜,还要提心吊胆,不知道什么地方出个问题就结束了,压力很大。现在事业有成了,但是你整个人的精神垮下来了。所以你必须要走出来,不走出来是不行的。我不知道你们上午几点上班?

小刚:我未必要准时上班,10点也可以。

咨:那可以,你上午10点上班,到下午2点后,再也别谈公司的事,去干你自己的事。我建议你第一个星期4点前完成,第二个星期必须在2点前把所有的工作都处理掉,然后做自己应该做的事、喜欢的事、爱好的事,把你整个人的弦放松。你现在是处于紧绷状态的,10年绷下来了。

下个星期,你必须在4点以前把工作全处理完,没完的第二天再做。两个星期后再来咨询的时候你要在2点前把工作全部停掉。但是,你可能不会完全这样做,允许偶尔有这么一两天例外,但平时一定要做到,否则的话你会感到实在是没办法。

小刚:好,工作状态不改其他都没用。

咨:对,我们做的是改变环境。环境不改变,怎么改变自己?有一个情况你应该知道,生理可以影响到心理,心理也会反过来影响身体。像血压高,就是心理影响生理。还有一个情况,环境影响生理,生理再影响心理,我们接下来要解决的就是环境,就是你平时所处的主要环境——工作环境。你的次要环境已经改变了,你平时的家庭生活已经和睦了。你的工作环境需要改变,你一天主要的时间段都处于工作环境,我估计你一天工作总在8小时以上。

小刚:对。

咨:12小时以内,也不会超过12小时。

小刚:以前都超过,去年开始一点点开始往下减了。

咨:那么我现在要求你五五开,其实严格意义上说我是希望你三七开。

小刚：我可以试试。

咨：但是你现在做不到，别急着做，这么一做反而会出现另一个问题，就五五开。但是前提是五五开不能把原来做成功的事情做得失败，那是不行的。要把力量用在刀刃上，不该我做的事情交给下面做，最后拍板的还是我来，不用担心下面会这样、那样。所以，我希望这方面你要有所作为，否则你这样一次次来效果也不会很理想。

小刚：我觉得肯定要慢慢来，有个过程。

咨：今天谈的第二个问题，就是你在工作上必须要有个改变。第三个问题，你已经40岁以上了，用句老话说40岁以上已经是半截入土了，虽然，现在来说三四十岁还是小青年，但是生理上已经开始老化，各方面要注意，不能像以前一样。

小刚：这要长期的。

咨：对，你这个情况全方位地改进，不光工作、饮食，还包括运动、娱乐、休闲。你这次来比上一次来有进步，每一次来有新的东西，一定要想办法把这个问题解决，试试看，好不好？

小刚：可以。

咨：回去做点头皮按摩、脚底按摩，这对身体是非常好的，尤其按摩涌泉穴对头脑非常好，酸点、疼点，你会觉得脑子非常清醒。

小刚：就外面那种足底按摩？

咨：是的。你必须改变你的生活，改变你的工作状态，这样才能使你整个生理、心理得到放松，这样说你可不可以接受？

小刚：可以、可以！

咨：我们看乔布斯，那么年轻，工作狂，50岁就走了。根本就没有自己的时间。

小刚：我现在不敢看他的事，怕吓到自己。

咨：不单是你不敢，到这里来咨询的很多事业有成的人都不敢。

小刚：我在电视里看到这些事，像癌症什么的，我就觉得我现在心理接受能力特别差。

咨：不是心理接受能力差，是有一种同病相怜的感觉，他的现在就是我们的将来的感觉。

小刚：对，而且有一种恐惧感，有点不敢去想。

咨：你其实也很乐观，也很积极，但是你有一个很大的压力是什么，是你是男人。男人和女人的区别，女人是比较感性的，男人是比较理性的。在当今社会上，有责任心的男人压力要大得多，像你10年前会考虑要有房子、要有家，否则立不住脚。这促使你10年来丢掉一切东西拼命努力追求，这造成你目前这种状况。如果说你前几年能够转换一下，你现在应该是很OK的，你还记得你第一次来我这来是几年前吗？我都不记得了。

小刚：好像三年前吧。

咨：不只三年了。

小刚：至少四年。

咨：我想今天的咨询就到这里，先把这些事情做好，你说好不好？

小刚：好。

咨：那今天其他的事我们都放在边上，再归纳几件事：

一、下个星期每天4点前结束工作。

二、再下个星期2点前结束工作，余下来时间都是你自己的。

第六次

咨：三个星期了，感觉怎么样？

小刚：还行。

咨：现在工作的事，有什么进展？

小刚：工作时间比原来少了点，但是还是没做到位，感觉还是应该把工作停一段时间。

咨：你把工作停了，要有少了你地球一样转的想法。我知道你现在很难，难的是两块，一是和别人合资的那一块，还有你自己的工作需要，这边放下了，那边放不下；那边放下了，这边放不下。所以，我在想用一个什么方法把它解决好。如果你不能合理地安排你的生活的话，那你要改变自己现在的状态是有难度的。

小刚：对，我觉得安静的环境下我能比较好一点，如果比较长时间地和别人说话或讨论问题就会感觉很难受，甚至正常的交流我都会受不了，感觉不舒服。

咨：主要是你这张弓的弦一直绷得紧紧的，你这是一种惯性思维，所以你一定要下决心，就像医生说的你要加大药量。你说你原来的药量够了，但最后还是要加大。现在就是反过来做，把你的工作量解决，提高它的效率，照样做这点事，但是用更少的时间，你已经是一个很熟练的管理者了。

小刚：现在已经停了很多了。

咨：那停下来后的感觉如何呢？

小刚：感觉会稍微有一点，说不清楚。

咨：是烦躁呢还是不舒服什么的？

小刚：最近几天好一点了，前面几天焦虑、烦躁什么的都有一点。

咨：这感觉持续多长时间，还是一下子的？

小刚：我自己也说不清楚，很难把握。前段时间和女友有点不开心，要放以前这事很正常，我被女友说了一下，感觉很焦躁，像疯了一样。

咨：疯了是什么感觉呢？

小刚：就感觉特别难受，会有些极端的想法。

咨：能不能具体谈一下？

小刚：我自己也觉得有点过，当然没那么严重，就是会想起别人自杀的事情，有一个晚上感觉状态极差，但我自己想我不能这样。

咨：你能把这件事的起因和大概的过程和我说一下吗？

小刚：就是前段时间我女友过生日，我想买个礼物给她，但我没安排好，没安排好就肯定没买成，这段时间工作也很繁忙，压力也很大，感到很烦躁，她又有点不高兴，她一不高兴我就有点紧张，然后晚上又有朋友来陪她过生日吃饭，到后半段我感觉我的状态就不对了，整个就迟钝了。

咨：那天喝酒了吗？

小刚：一点点，我基本上是抿了一口。后来一两天晚上就特别难受，但是我女友还是蛮客气的，就是表达了一下想法，她也知道我不对劲，那两天我反应蛮厉害的。

咨：那你是怎么走出来的呢？

小刚：就是比较安静吧。她看我这状态也蛮担心我的，和她妈也说了，她家里人也挺关心我的。我把工作也推掉了点，一个人就在家看看书、晒晒太阳，就好了。后来，我就去出差了。有一个晚上想得蛮多的。

咨：想了点什么呢？

小刚：就想些不好的。

咨：想自己还是想女朋友？

小刚：想自己。

咨：想什么？

小刚：就是想自己还没到想自杀的地步，但是我明白自己绝对不能这样。

咨：当你在这种状况的时候，会不会和别人争吵，想通过和别人争吵来解决一些？

小刚：没有，我不太会吵架。

咨：那你就闷着不响不说话了？还是怎么样？

小刚：就不说话了。

咨：那么你在这整个三个星期里面还感觉有什么很窝心的事？

小刚：其他，说实话也没有什么特别不好的事。

咨：你现在这状态还是像一张弓嘛，有张有弛才会有改变，如果你能放松两天，就能缓和一点，如果你不歇，就会更厉害。

小刚：现在好像我面对事情的承受力非常弱。

咨：如你说的，工作时间一定要压缩掉，原来工作 12 小时休息放松 3—4 小时，睡觉 7—8 小时，如果你工作安排在 5—6 个小时以内，然后安排休息时间放到 8—10 个小时，睡觉 7—8 个小时，那样你的生活状态才会改变。

小刚：我也觉得这是必须要改变的，感觉自己不好后一直是拖泥带水的没去做。

咨：今天的事情一定要今天处理完，再有事情以后再处理，哪怕天塌下来也一样。其实也不可能有天塌下来的事会发生，但是你把工作看得太重了，就因为你刚刚进入状态是靠自己打拼出来的，如果有个疏忽就有可能全盘皆输。

小刚：还有就是我性格是比较容易操心的。

咨：对！

小刚：我是比较容易担心的。

咨：是非常负责任的性格，否则也不会这样。

小刚：不开心的那几天我晚上睡到1点多就醒了。

咨：比较有责任心的，比较负责的人都会遇到和你一样的状况。心情对你的身体是很重要的，如果你还是保持这样的状态对你是很不健康的。说过环境影响心理，心理影响生理。现在就要求你这样做，把紧张的环境换成轻松的环境，然后你的心理就转过来了，所以你一定要下决心把你的工作量减下来。

小刚：我中午就推掉件事情，我想事情连着做得太多了，我就说我改天。下班有事我也推掉了，说下周再说，我就直接回家。

咨：对！这个非常重要。你有很长的一个僵持阶段，工作学习、学习工作，要逐步、逐步地把休息量增加，把工作量减少。其实，作为一个很成熟的管理者，一天工作六个小时就OK了。你现在管理七八十人还是四五十人？

小刚：四五十人。

咨：你记住，你是一个管理者，你不是一个运作者。还有一个重要的问题就是你的角色转换，原来你是老板兼打工，现在你是纯粹的老板，不是打工的了。那你要有老板的腔调，要有老板的样子。很多打拼出来的老板英年早逝就是这个样子，他把小企业做成大企业了还像以前一样忙碌、打拼。

小刚：那是方法不好。

咨：对，那就是累死的。所以说为你的身体着想，为你的公司将来的发展着想，你必须要改变，这是一种管理上的重建。

小刚：我是觉得我现在周末连着两天一个人在家是比较安定的，一个人看看书，很慢的节奏，我人就舒服很多，但是稍微有一点紧张我就会不舒服。

咨：所以今天着重和你说你还是必须继续把你的工作时间减下来，但是把你的工作的深度加深，量把它减下来，考虑更深层次的东西，不是说你不去管这些事。如果你能把这方面的事弄好，那对你来说是非常非常有用的。

小刚：我现在工作时间已经减少了，像今天差不多2点多就到你这来了。但是，我觉得我现在不能太多说话。我是10点到公司处理事情，中午11点半和搭档一起去外面看了下，然后吃午饭。因为我工作上要有调整，经营思路跟他大概说了一个多小时吧，然后我就直接到你这来了。但是就这么一段时间和他解释我为什么要这么规划，到底该怎么做，我就觉得头发胀了。

咨：他能接受你的思路吗？

小刚：他蛮认同的。

咨：那么其他合作对象呢？

小刚：目前我们合作这块的压力其实不是太大，而且因为我对这个企业是很关键的，所以其他股东也蛮配合我的，没什么太大问题。我的搭档也蛮配合我的，都蛮认同我的，不太会有争吵和争执。我就是感觉说话时间久了自己会不舒服，并不是因为有什么矛盾。

咨：可以把要说的话精简一下，挑重点说就行了，不用特别反复去强调一件事情。他对你的工作能力和思路很认可的话应该是点到即止。

小刚：因为是一个新的模式，我就要去解释为什么要这样改、那样改。反正就是现在承受能力比较差，还不是差一点。

咨：这就和各种各样的环境有关，如果说你能把整个心态调整过来，那你的承受力也会有提高。

小刚：对！因为工作压力太大，工作也可能有矛盾，我就可能承受不了。我有时候太认真，而且也不太放得下，也不是那种会发泄的人。

咨：那你平时唱歌也不去？

小刚：唱得不多，我朋友唱歌会带我去，而且我也不会唱。

咨：唱得好不好是次要的，又不用去和歌唱家比，主要是发泄坏情绪、放松去的。那我再问下，上次让你和你女友讨论结婚的问题，你们讨论了没有？

小刚：我觉得她还是没准备好。

咨：那你问了她没有，还是没有和她说？

小刚：我和她说了，想早一点。

咨：早一点把孩子养好。

小刚：养孩子她是有这个想法，主要是办结婚手续这块，好像没准备好。

咨：你分析过原因没有？

小刚：我也不好说，因为怎么说呢，她对我比以前好很多，不是说以前对我不好，是更关注我的感觉，关心人了，以前不太关心人的。这方面我也没有具体和她聊过，她也不好说。

咨：因为你们事实上已经像结了婚一样，也不在乎这一纸证书。近期按照她原来的意思，想要孩子就要吧。有了孩子再领证也没关系，现在不是非要有一纸证书才能解决问题的。你能把工作量减下来，心态转过来，然后有个孩子能对你更好，能转移你的注意力，对她来说能更关注你，你们两个的关系会更好一点。她爸爸妈妈这里怎么样，对你们的态度？

小刚：也蛮着急的，催过很多次。

咨：那你们都是怎么表态的呢？

小刚：最早是很多年前，认识没多久就想要结婚，我就觉得太早了。我也觉得我们一直是不在一个节奏上，那时候她父母都觉得有可能我不太想结婚，但是现在反过来了，我最多也只能和他们说我也想早一点结婚。

咨：那你们现在和她爸妈住在一起？

小刚：没有，单独住的。

咨：那你爸妈有没有问过她呢？

小刚：问是问过，就没有这样天天问。

咨：那么你们有没有比较铁的朋友什么的，开过玩笑说你们怎么那么久了还不结婚？

小刚：有啊。

咨：她是怎么表态的？

小刚：她就傻掉了。

咨：那你呢？

小刚：我也傻掉了。因为我们没有办法去直接回答这些问题，像上次一个亲戚结婚一群人都在那里议论这个问题。

咨：我想和你说你现在全身心投入工作，表面上看你事业是很发达的，但是你想想看如果你身体不好了，其他成就有什么用。我发现你女友是很好的，她尽管没有来做过心理咨询，但是她不断在改变，她原来不太关心你，现在很关心你，原来她也是个女强人，现在她也会谦让了。你有没有和你女朋友在这方面有交流？

小刚：我有和她聊过，不过类似这种事情我不太会表达。

咨：你要让她感受到，否则她会觉得一切的努力都白搭了。

小刚：有时候我特别急了她也会有一点情绪，说她已经很在意很在意了。意思是她已经很在意、很在意了我怎么还不行，但是她说过以后马上会好。

咨：还有就是上两次咨询时我和你说过药停了以后把养孩子这事早点做好，这个事情你和她说过没有？

小刚：我上次有说过要把药停了，我们快点要个孩子。

咨：上次和你说了孩子可能是彻底去掉你这个病根的因素，所以，建议你可以在药这个方面再考虑下，能不能把半粒抗抑郁的药也停掉。这两个星期停掉它，以后这方面的药都停掉，就是抗焦虑、抗抑郁的药全都停掉，安眠药先慢一慢。

小刚：现在感觉安眠药好像特别没用。

咨：吃也是这样不吃也是这样对吗？

小刚：吃就稍微好一点点。

咨：中药你吃什么药呢？

小刚：汤药。

咨：你配了汤药了？

小刚：对。

咨：到中医院去配的？

小刚：对，是朋友介绍的一个中医院，说是对睡眠什么的比较好，想试试。

咨：你晚上抑郁药是吃多少？

小刚：现在是半粒。

咨：我发现你的意识还是相当强烈，你还能意识到这个问题，像很多人都意识不到。

小刚：我有一个朋友现在很病态，状态相当差，45岁，离了婚，没小孩，工作也不理想，心理相当病态。

咨：如果他愿意可以让他来我这，像他再这样下去是不行的。

小刚：我朋友很疙瘩。

咨：我可以消除他的疙瘩。今天因时间关系到此结束。你的情况已经基本上得到缓解，如果没有大的变化可以结束咨询。

小刚：好的。

案头分析：

小刚是一个事业心很强的老板，自从大学毕业后，通过努力，在一年的时间，创建了自己的一份事业，现在年收入在四五百万元之间。但是在事业成功的背后是他心理上的负重。

通过与小刚的沟通发现，他在个人成长方面，在读书的时候一路顺风，在创建事业的时候事业有成，在个人的感情经历上一波三折。曾经谈过三个女友，都因种种原因而分手，第三个女友他投入颇多，但也是最难受，最纠结的。现在的女友已相识、相恋十多年了，但仍没有走入婚姻的殿堂，这是什么原因？

从小刚与异性朋友交往的历史去看，在高中和大学最应广泛交友的年龄段，他刻意压抑自己，把全部经历用于学习、掌握知识上面。大学毕业两年左右，小刚认为可以交女友了。这时周围同龄人可能已经结婚了，没结婚的在交异性朋友方面的经历比他丰富得多。他在交友方面屡战屡败，尽管个中的原因很多，但是小刚个人在交异性朋友方面的能力不足是主要的。在交往第三个女友的时候，他付出了很大精力，女友是个演员，在外地工作，他追过去，多次为她做事，但是结果仍是分手，究其原因，小刚没有踏准人生的这一个节奏。

一个人在不同的年龄段有不同的经历，否则一个人的生活是不完整的，一个人的性经历也同样是如此。初生幼儿要过口欲关；六个月至一岁半要过肛欲关；到了幼儿园会分别男孩、女孩；在小学、初中，应该有同龄的异性同学或朋友；在高中、大学阶段应该有异性的朋友，并能有必不可少的交往。这一个性成长过程在小刚身上是不完整的。他直至大学毕业才进入与异性交往的时期，这使他错过了许多美好的时光。

近十年来，小刚一直与现女友相处，一开始女友提出结婚，他反对，为此还来中心咨询，咨询的主题是婚姻恐惧。随着事业的成功，他有成家的打算，女友却保持沉默，也许这是一种报复。从心理学上说这是一种不适应，已经错过了的经历。在本年龄段应该出现的性需求，因为各种原因被压抑了，在下一个年龄段出现会成为问题。许多心理问题就是这样产生的。

小刚这样的经历在许多事业有成的年轻投资者或相当多的白领身上存在。表面上看他们对异性很挑剔，要求太高，而实际上是一种经历的缺失。

过去的东西要追回来很难。

咨询师建议：

一、希望在适当的时候小刚与现女友一起来咨询。

二、使性心理和实际年龄同步。

三、根据小刚抑郁倾向的形成原因，有以下几个方面需要改变：

1. 前期创业阶段积累的心理问题，工作不适应证，建议减少工作量以减轻压力。

2. 感情生活的不适应证，应该通过与现女友沟通，改变目前同居状态，尽早办理结婚手续。

3. 不要过度追求完美，给自己的生活、工作、恋爱增加压力。

四、每天工作不超过四小时。

五、适度地放松自己，参与一些有益身心健康的活动，如郊游、唱卡拉 OK，或其他有兴趣的活动。

六、建议接受中医治疗，改善高血脂、高血压症状。

七、采用饮食治疗与保健治疗方法改变自身体质。

八、在适当时候减少抗抑郁药量或完全停药。

知识链接：

最初提出新生婴儿要过口欲关，六个月以上婴儿要过肛欲关的是现代心理学家弗洛伊德，这一个论断已被现代心理学广泛接受。婴幼儿的这种反应是初生儿的最初的、本能的性自觉，没有人传授。这种性感觉仅仅是在性领域的边缘上，但是，是进入性成熟的前奏。

一般孩子六岁左右已能分辨男女，到了小学已有心仪的异性。在初中、高中阶段会有心中的白马王子或白雪公主。这些都是性成长的必然过程。如果一个孩子对此没有反应，那是一种成长中的重大缺陷，这样的孩子长大成人以后会出现许多心理问题，也特别容易受环境影响出现心理偏差。

男、女青年在性成熟以后，都会出现若干性冲动，这些性冲动是成长中必然出现的生理现象。如果由于周围环境的原因，或者因为家庭管教的因素，或者因为某些突发事件的打击等使性冲动受到自身或周围环境的压抑，那么，这些性冲动会被压制，同时在这些青年人的心理上反映出来。

现在有一些相亲活动，成千上万的家长穿梭在人群中，很少看到青年男、女当事人的身影。如果仔细回顾这些青年人的成长经历，一定能找到他们在成长过程中的某个阶段在性成长上的缺失。

总之一句话，性成长的缺乏，必然带来心理成长的错失。

后记：

半年以后联系小刚，他说症状减轻很多，各方面都好。

糊涂的恋爱

这是一个没有生活准星的女孩。她与第一个男友的交往是因为打牌,为了男友她可以辞去工作,但是交往一段时间后,两人又分手了。从整个咨询情况看她是一个恋爱方面情商偏低的女孩。

柳星:女,衣着时髦,人较瘦,也许由于睡眠不足有些疲倦,神情也不专注,眼神有些游移。

咨:有什么需要帮助?

柳星:以前有个谈了五年的男友,后来认识了他就和前男友分手了。谈了两年,又和他性格不合。他内向,难以讨论问题,死样怪气。他没上进心,有时上班,有时不上班,无所事事,因此没钱,家也穷。两人间矛盾很多。逢年过节,送礼也不自觉,说了他,他还要说忘记了,其实是经济上困难。

从认识到分手也没掌握他的性格。父母也反对与他交往。让他找工作他也不找。

近半年两人关系一直僵持着,家长看不起他,我也不满意,感到结婚有问题。半年来两三天吵一次,一次要两三个小时。从第一次提出分手,前后提了有十几次。我第一次提出分手他没挽回。

两人共同兴趣爱好就是打牌,交往80%是打牌,如打牌一辈子也能接受。他没其他爱好,讲不清就是喜欢他。

刚认识三五个月就吵,觉得他不太喜欢我。

咨:他做什么工作?

柳星:他原在医院做,两三千元工资,不可能升职。认识我时不做了,后又找了一个工作,半年又不做了。他的收入连社会平均水平也没达到,他觉得每月两三千元,只够吃,车费什么的都没有,所以不上班,自暴自弃。

他棋牌类都会,脾气好,人品好,但不知他的人生观是什么。他父母也没钱,他结婚他们只能出10万。他住在嘉定,平时一周见一次面。

咨:分手多长时间?

柳星:已经一年。提出分手后一点都没联系,他性格就是如此,QQ也不上了。他很懒,什么都不愿动。他以前谈过的女友有很多,但没一个谈过三个月以上,一旦分手他就不再联系。

他提出分手后一周,我向他道歉,想挽回,但他不肯,很绝情。后他联系我,要把东西拿回家,因两人曾同居。我感到他性格也怪。一周前我们见过一面,因为一个共同的朋友的关系,后来两人一起吃了顿饭,我提出想挽回,但他讲不可能好了。他到底怎么想,他到底是不是喜欢我,还有挽回的可能吗?

咨:为什么喜欢他?

柳星:牌打得好,长相我喜欢。这话我母亲也问过。

咨：身高？

柳星：身高1.70米。

咨：你呢？

柳星：我1.60米。

咨：他家庭情况？

柳星：他父母是农民，他还有一个哥哥已结婚，小孩也八岁了。

咨：他什么专业？

柳星：他是放射科的，大专毕业。他有时讲做医生死人看得多了，所以没激情，他没性方面需要。三五个月也不提性要求，问他，他讲累了。我分析，一是心理因素，二是情感上。

咨：有无其他嗜好？

柳星：对女人没多大兴趣，对钱也没需求。

咨：有否谈其他女友事？

柳星：他不主动讲，问了才讲。他女友谈得很多，但时间短，最长三个月，短则两周。

咨：你们俩谁提出交友？

柳星：他和我认识时我有男友，他也有女友，三个月后他和我在网上打牌，三天后我提出交友，他接受，他爱得不深。

他朋友谈得很多，但从来没有深入，我什么都试了。

有一件事我有体会，一天我送了一个手机给他，他很感动，后几天对我很好，也许他真感动了。

咨：共同生活多长时间？

柳星：一年不到，这还是我强烈要求的。他住得远，他问朋友借了钱，租了房。后来分手了，他认为做出了牺牲。

咨：性生活频度？

柳星：两年中仅15次左右，都是我主动，一旦两人在一起他都不动。

咨：他对性事的需求？

柳星：两人一起看A片，看了10分钟他就睡着了。我不能理解，我以为世界上没人会像他一样。

咨：平时有没有交流？

柳星：在他心情好的时候问他，他讲曾与初中初恋女友有过两三次性接触，后来与其他女友他都没有什么性交往，他还说你和其他男人有过性接触，所以没有激情了。

咨：你的专业？

柳星：英语翻译。

咨：和谈了五年的前男友交往情况？

柳星：前男友国际贸易专业毕业，月薪1万元。五年正常来往，有性接触，我喜欢打牌有时他劝我，我没听。现他已结婚，但我们关系很好。我俩主要是我的原因而分手的。

咨：你在以前有否交男友？

柳星：正式交朋友那是第一个，与前男友交往时也有接触别人，但仅仅三四个月，直到认识那人前，没有与其他人走到一起。和他分手一年，两三天做一次梦，梦见他。也尝试过和别人接触，都没感觉。

咨：有什么爱好？

柳星：玩的东西都喜欢，最喜欢打牌。到国外旅游也不如打牌，不喜欢买衣服、逛马路。

咨：毕业几年？

柳星：毕业七年多了。

咨：父母情况？

柳星：妈妈是职员，爸爸是干部。我从小成绩好，养尊处优，唯一困扰的是感情问题。

咨：近一年的交友情况？

柳星：也谈了三四个，有交往，有性接触。

咨：从今天交流的情况看，一方面你的行为比较情绪化，易冲动，考虑问题不周全；另一方面是情商不高，不善于处理人际关系。

柳星：这点是这样，我妈情商也不高。

咨：另外你男友在性本能上可能有障碍，所以他心理上也有障碍。

柳星：什么原因造成的？

咨：原因很多，但他没来咨询，没把握。

柳星：你看我们之间会和好吗？

咨：你们有否接触？

柳星：可以约他出来打牌。

咨：谁约他？

柳星：我们共同的朋友。

咨：可以。

柳星：我自己约呢？

咨：最好不要这样，由朋友约较好。

柳星：多长时间？

咨：间隔一个月左右。

柳星：这样太长了。

咨：这是一个生理周期，一定不要太短，这样不利。

柳星：恢复交友有多少把握？

咨：50%左右，主要看你努力，两人相见千万不能主动，要被动一些，看形势再决定，如果两三次以后他仍没反应，也许和好的可能会降低。

柳星：这样要两三个月以后了。

咨：对。还有，你要改变自己的情绪，从今往后半年内不要再参与打牌了。这一点一定要做到，任何打牌都不要参加，用改变生活习惯去改变自己。

柳星：做些什么呢？

咨：一方面努力寻找工作，尽快工作；另一方面做其他喜欢的事情。

柳星：我努力一下。

咨：从你的实际出发，这样会逐步改变。

柳星：好的。

案头分析：

柳星年轻貌美，父母都是高级知识分子，家庭条件优越，从小养尊处优。她大学毕业，智商较高，但情商相对她的智商要低得多。在她不多几年的恋爱生活中前后谈了三四个男友，每一个她都会很快与之发生性接触，然后又快速地分手了。

最近的那位男友，谈了几年，经常争吵，每次争吵分手不离口，现在当男友离开她了，她又后悔莫及。

她想要挽回那一段恋情，在万般无奈下才走到咨询中心寻求帮助。

咨询师建议：

一、改变生活状态，寻找一份合适自己的工作。

二、想办法与男友恢复联系，但也要帮助男友戒掉牌瘾，过正常的生活。

三、多学习一些人际交往知识，努力适应社会的发展。

四、走出恋爱就是性生活的怪圈，多参与一些有益的社会交流活动。

> **知识链接：**
>
> 每一个青年男女都憧憬着恋爱、结婚。如果把恋爱的全部看成是性爱，那是错误的。应该把"欲"和"爱"分开。欲只是生理的冲动，而爱是性冲动和其他各种冲动之和。许多心理学家都有过这样的区分。
>
> 有的专家说"恋爱是欲和友谊的一个综合"。
>
> 沃瑞尔说："恋爱是经大脑中枢表现而出的性的本能"。
>
> 康德认为：性冲动是有周期性的一种东西，所谓恋爱，就是我们借了想象的力量，把它从周期性中解放出来，而成为一种绵续性的东西。
>
> 菲斯特认为："恋爱是一种吸引的情绪与自我屈服的感觉之和，其动机出于一种需要，而其目的在获取可以满足这需要的一个对象。"
>
> 还有各种说法，但没有一种被普遍接受的。
>
> 总之，性冲动中占优势的成分是"有我的"或"为我的"，但在发展或恋爱的过程中，同时也变成为自觉的无我与利他的了。就是在动物中，若一个动物只知有己而不知有它，只知利己而不识体贴，求爱的努力肯定归于失败。

后记：

一个月后，咨询师与柳星联系。电话里柳星说已经找到一份工作，男友也已见面，正在逐步恢复交往之中。

两种文化背景下的恋爱冲突

这是一个很典型的两个地方、两类习惯、两种文化背景下的冲突。这种情况在我们这个开放的城市常会发生,尤其在两个年轻人的恋爱交往中,已经不是两个人的问题,而是两个家庭背景下的冲突。

小静:女,28岁,身材高挑,皮肤白皙,精神很好,看上去很秀气,说话语速快。

小刚:男,30岁,身材高大,脸色微黑,典型的北方男人的样子,眉宇间流露出焦急的神情,说话稳中求慢。

咨:需要哪些帮助?

小刚:我们两人2004年6月认识,到10月份的时候两人都感觉不错,我就上门到她家去。当时,她爸妈都很满意。因为我在设计单位工作,她爸爸、妈妈都感觉不错。我单位在浦东,她家在长宁区,平时来往路上时间很长。不久后我就住到她家里。2007年春节前，我回了一趟老家，我家在东北农村，大年夜那天回上海，大约在年初的时候为了做家务事情与她父母有些矛盾。她的妈妈感到我对她女儿照顾不够，做家务不主动，随后她妈妈就不让女儿跟我来往。大约在2007年6月，我的母亲到上海与她父母进行了沟通，他们仍是不同意。当时我们两人也反省，有什么地方做得不好。

小静：我爸爸在一开始与他沟通还很好。有一次还对他讲，你在上海应该说说上海话。他回答我也老大不小了，学上海话就不用了。为这事我爸爸不高兴。2007年春节过后，一开始是我妈妈反对，我爸爸没表态。后来我妈妈和我爸爸反复说了以后，现在是我爸爸反对，而我妈妈却改变了。我妈妈转变主要是因为外公、外婆做了工作，他们反复做了我妈妈工作后，妈妈才转变的。

咨：现在具体情况怎么样？

小静：我爸爸现在不让他上门，不让他到家里来。一开始我们两人商量，买一套婚房，同时把这事告诉爸爸、妈妈，让他们高兴，这样也可以改变对他的看法。但是努力地做了仍然没用。最近有一次他上门，买了东西，我爸爸不要，敲了三个小时门，妈妈想开门爸爸不让。后来爸爸出去了，妈妈开门让他进去。当天晚上我和妈妈还有他一起吃了晚饭。大约7点多我爸爸回来了，爸爸大发脾气，骂了许多话，把桌上的东西都砸了。我们现在不知道怎么进行下去。最伤脑筋的是现在爸爸、妈妈也分居了。我爸爸讲一开始妈妈反对，现在自己也反对了，妈妈却反而转变了，说妈妈出卖了他。现在家里的情况是如果不说我的恋爱问题，气氛可以，有说有笑，但一说我的事，就气氛紧张，像火药桶。

咨：你和父亲单独交流过吗？

小静：爸爸找我说了两天两夜，想说服我。他很生气，现在他一说到这个事就发火，有时一个人钻在自己房间不出来，光抽烟。

我很害怕，怕他得抑郁症、焦虑症，怕他想不通出意外。

咨：出现这种情况有否想过办法？

小静：想过办法，如让亲戚来劝，外公、外婆都来劝过，但都没什么效果。现在，他整天不说话，光抽烟，没办法沟通。我想和睦解决，但也想不出办法。

咨：你们今后有什么打算？

小刚：上周在征得她妈妈同意的情况下，我们去办了结婚手续。

小静：这件事爸爸还不知道，也不知道怎么对他说，他脾气犟。现在所有亲戚都支持我们，但他仍不理会。有什么事他就缩进自己的房间，也不与外面人联系。

咨：接下来了解一下两人的成长过程。

小刚：我在东北农村长大，在东北读的大学和硕士研究生，四年前分配在上海设计单位，户口也进入上海了。有一个妹妹在东北读硕士研究生，父母是搞基本建设的，目前在西南工作，是技术人员。

小静：我是家里独女，爸爸是工人，初中学历，妈妈是大专学历。爸爸几年前退休（下岗），现在不到60岁。在我爸爸家他是老二，爷爷已过世，家里奶奶说了算。在爸爸一辈上只有叔叔是大专毕业。我从小和父母一起生活。4—6岁由外婆带大。爸爸、妈妈对我期望很高，要我考好的大学，要我读书不能离开上海。这些我都做到了，他们一直认为我很优秀。老师对我的评价是：调皮，但成绩一直不错，平时学习一般，但每次考试都出人意料的好。从高中起没让爸妈失望过，高中是重点高中，大学是重点大学。

咨：有什么难处理的事和谁说得多？

小静：和爸爸谈得多。

咨：谁处于主导地位？

小静：爸爸。他通常是反驳我，多数是辩论式的，大多数情况下是听爸爸的。在进大学的问题上很能说明问题，我当时完全可以进外地大学，但和爸爸、妈妈商量，他们宁可让我进上海差一点的学校也不让我离开上海，最后我只能听他们的。

咨：爸爸有事和谁商量？

小静：和妈妈商量。现在我爸爸、妈妈实际上想得最多的是我以后的生活，怕我不称心，也有担心他们自己年老以后怎么办。但爸爸激动起来什么也不顾，很伤感情的。

小刚：她爸这样是不是抑郁和焦虑？

咨：你爸平时在家干什么？

小静：爸爸下岗六七年，下岗的最初几年在朋友开的公司工作。后来不出去了，就在家里，主要干些花卉、盆景的事，有时也到外面走走。过去有过较好的朋友，但他们家打麻将太多，家庭不和，后来就不去了。

咨：今天来咨询还有谁知道？

小静：妈妈知道。她也担心，怕爸爸出事。

咨：在你外婆家、爷爷家他怎么说？

小静：在亲戚家他会像没事情一样。并且明确地说不想管子女的事，让他们自己去处理。但是，回到家里仍没解开疙瘩，又说要和我断绝父女关系，要我交出抚养费。

咨：你爸爸发脾气时，你一般怎么对待？

小静：他发脾气，我没办法就哭，我妈妈也是哭。那天男友来我家以后，爸爸大发脾气，第二天不让我一个人去上班，一定要妈妈陪我一起去。我给他买的所有的营养品他都放到我房间里，不要这些东西，凡是我买的东西他碰都不碰。这样已经有一年多了，这几天越来越不行。后来我妈妈打电话给舅舅，我爸爸打电话给我伯父，他们都来了，都一致批评我爸爸，而且话说得很重。那天大伯先来，我爸爸说着说着就哭了，单独和妈妈在一起的时候他也哭。那天大伯和舅舅话都很重，自那一天起，爸爸、妈妈就分居了。

咨：以后怎么样？

小静：第三天到外婆、外公家去，他又表示不管我的事。为这事外婆还打电话给我说，报个喜讯，你爸放开了。但回家后他还是老样子，在奶奶处他也是这样。

咨：你们结婚手续已办的事可以告诉他吗？

小静：如果现在告诉他，他会马上去办理和我脱离关系的手续的，他有时候说话很绝。大约4年前我曾谈了一个男朋友，是大学的同学，因为对方家境不太好，爸爸不同意，他每天回家发脾气，后来我和这个男友分手了。当时的男友对爸爸、妈妈也有抱怨，认为继续下去已没有意思。从那件事以后，爸爸认为我是听他的。

小刚：我的想法是结婚问题上以两人为重，只要我们两人合适就可以。她爸爸早晚会改变的，有些事情发生也是正常的，不能说想法上有差别就一定得让我们分开。我是抱着乐观态度，一切都会改变的。

咨：过去你爸爸、妈妈情况怎么样？

小静：过去爸爸、妈妈关系很好，像模范夫妻，所有事他们都一起去做。现在因为有矛盾我要妈妈有事尽量避开爸爸，否则他会疑心。有时我和妈妈说话像地下工作，说什么都要避开爸爸。我和妈妈稍微沟通多一点，爸爸会叫妈妈跟我过，说以后别再跟他说话。现在做事很难。

咨：你们这样有没有改善的机会？

小静：3月份有一次机会，我正好到云南出差，带回来他最喜欢的兰花，他蛮高兴，但是时间很短。4月份，他又闹开了。我爸爸一直认为：一开始是我妈妈认为不合适，他也跟着妈妈说，现在妈妈又说合适了，他感到下不了台。他喜欢钻牛角尖，遇到什么事都往坏处想。

咨：除了上述情况其他还有吗？

小静：他认为我背叛了他，跟他对着干。

小刚：她爸爸的态度去年年初还很好。我到她家住了以后，因为有一些生活习惯有较大区别，她爸爸感到不舒服。当时我们到亲戚家去得比较多，可能亲戚间也有一些说法。过年的时候出差多，常在外地很累、很辛苦，当时身体又不太好，在她家表现不大积极，不愿意动，有点懒。当时我妈妈也没来上海与她爸爸、妈妈见面。可能她爸爸、妈妈也有一个想法想再找一个准女婿改变一下经济状况。我有时也怀疑是否和房子有关，她爸爸可能也要面子，这肯定有影响。

小静：我爸爸学历不高，初中毕业。从总体情况看，我家经济条件处在中游水平。我们刚开始恋爱时，亲戚之间肯定有很多说法，找这样的外地女婿就满意了？这一类说法在爸爸、妈妈这里肯定有反应，再加上小刚平时的北方作风，肯定有差异。

咨：你是爸爸、妈妈的独女，他们对你的一切都很在乎。

小静：是的，爸爸、妈妈怕他不稳重，今后会影响我，怕我吃苦，怕以后他没好的前途。

咨：这是一颗慈父之心。

小静：爸爸有一次与他交流说，男人应该在35岁时有一份事业，他当时回答，他现在这样很好，生活工作很稳定。当时爸爸觉得他没出息，没有志气。还有，老一辈让他学说上海话，他回答说都30岁了，可能学不好，这也让老人觉得不舒服。

咨：对你们婚姻，父母还有什么想法？

小静：我们家没喝酒习惯，有一次春节时他就说：为什么上海人过节不喝酒？后来我叔叔对爸爸说，北方人一喝酒就醉，喝得晕晕乎乎。爸爸还说，喝醉了会打老婆，会打人，所以他们特别不放心。刘老师，现在我们不知道怎么说服我爸爸，又怕他有抑郁和焦虑，会带来不良后果。

案头分析：
　　这一对新人与小静的父亲间并没有根本的利害冲突，有的是生活习惯、性格脾气、语言方式等的矛盾，比较典型的有几件事：
　　一、小静的爸爸让小刚学说上海话，小刚认为自己已经老大不小了，再学上海话没必要，这让小静的爸爸不快。
　　二、小静的爸爸说男人在35岁前应奋斗一份事业，小刚认为现在工作不错，收入也很满足。小静爸爸认为小刚不要求上进。
　　三、小刚住小静家平时做家务不够主动，小静的爸爸、妈妈怕女儿小静今后受苦，提出不同意见。
　　四、过年、过节小静家不喝酒，小刚认为这不像是过年。
　　以上种种都是不同文化、生活、习惯、性格的摩擦，是生活中的正常现象。在这些表面现象下还有几点深层次的原因：
　　一、小刚是东北人，上海人历来对外地人有点看法，认为外地人不如上海人。
　　二、怕小刚这样下去女儿受苦，恰恰体现出爱女之心。
　　三、小静父亲已进入男性更年期，应十分注意。

咨询师建议：
　　家庭中不同文化的冲突是正常现象，不应过于上心。小刚和小静应努力拉近与爸爸、妈妈在思想、文化上的差距，即使有想法也可以先应承下来，看情况再定，这样在表面上让爸爸、妈妈感到舒服。
　　小刚应主动承担家里的家务，努力成为上海的新好男人。
　　应注意小静父亲可能的更年期综合征，主动关心，帮助他走出目前的心理纠结。

知识链接：

人是群居动物，祖先教会我们满足和保护自己——在群体中生存。人类为其群体的成功而欢呼、骄傲，也为群体的利益而杀戮，为群体的利益而献身。

一个人永远都不会是单一属性的，他（她）是一位男（女）性，一名中国人，一名宁波人，一名某大学的大学生，等等，如此多的社会身份都是群体分类的重要内容。

人们将自己的群体与其他群体进行比较，加以区别，并且偏爱自己的群体。每一个人在评价自己的时候，会部分地依据自己的群体成员的身份，如我是中国人，我是上海人，等等。

我们不仅在群体中为我们自己寻求尊重，也在群体中寻求自豪感，而对其他群体和其他群体的成员会去寻找他们与我们的不同，或是不如我们的地方。在某些场合还会鄙视其他群体的某些特点、特质、习惯和文化等。

后记：

一个月以后与小静通电话。

咨： 咨询后情况怎样？

小静： 三周前与爸爸有一次沟通。我把你的分析和爸爸讲了，并说明是刘老师说的，他都理解和接受了，还说我都30岁的人了有事还去找老师。所以这几天情况很好。

咨： 不要急，慢慢来。

小静： 好的，谢谢！

轻率的同居

这是两个恋人从相亲、相爱到同居,最终又闹上分手的案例。与当前众多男女青年在处理恋爱问题上的草率有许多相同的地方。

圆圆:女,二十六七岁,面目姣好,衣着靓丽,但神情沮丧。
方成:约30岁,帅气,身材匀称,衣着随意、休闲,睡眼惺忪。

最初圆圆来电要求咨询恋爱问题,咨询师告诉圆圆最好是两人一起来,经圆圆努力,其男友同意了。

圆圆:我和男友在2000年下半年认识,确立关系后,两人关系发展很快。两年前,由男友出钱买了一套2室1厅的房子,用的是我们两人的名义,我很感动。男友以前有一个女友,和我好了以后,前一个女友不谈了。一年多以前我们同居了。同居后时常有争吵,但关系很好,今年5月1日至7日还到浙江去旅游。但回来不久,男友就借口不回家,有时一个星期不回来。我到处找，后来知道他有了另外的女友，是个外地人，在上海某建筑公司做财务，据说男友住在那女的那里。我劝告他回来，用了很多方法，但效果不明显，我现在是一点办法也没有了，所以来咨询。

咨：你们平时感情好吗？

圆圆：好的。

咨：具体表现？

圆圆：他很关心我的，有事也让着我。

说到这里方成来了。

圆圆：（对着男友说）你来了。

方成：（对着圆圆说）有这个必要吗？

圆圆：因为找不到你。

方成：找我妈有什么用，有事还是我自己做主。

圆圆：你这样长期不回来对吗？

方成：谁的责任呢？

圆圆：你说呢？

沉默……

咨：你好像刚睡醒，起来时间不长。

方成：对，8点多起，接到电话就赶过来了。

咨：知道今天是来咨询的吗？

方成：知道。

咨：可否分开咨询？

方成、圆圆：可以。

咨：方成先留下。

单独与方成

咨：可以说说情况吗？

方成：我和圆圆认识两年多了，在这以前我曾有女朋友，但圆圆盯得紧，而且方法多，最后我和圆圆谈朋友了，至今我还感到对不起第一个女友。圆圆人也不错，又聪明，又精明，但她太精明了。我有时接触朋友，她会把人家电话、地址、工作单位全部弄清，再打电话去，弄得一点办法没有。有时一天会打几十个电话到我单位，搞得我上班心思也没有。

咨：她家有几个孩子？

方成：独生女儿，从小爸妈宠惯了，时不时发脾气。有一次她发脾气，我打了她一个耳光。

咨：她怎么样？

方成：她就哭，还说你敢打我。

咨：还有什么情况？

方成：和我认识不久，两人就有矛盾，一有矛盾她就会说你等着收尸吧，回家就寻死。有一次一口气吃了几十粒安眠药，我马上送她上医院洗肠。像这样的事常有发生，我发现她有忧郁症。

咨：你怎么知道？

方成：书上看的。

咨：我看不出这种症状。

方成：她有时还会找到我朋友单位去闹事，你说气不气人？

咨：你对圆圆这样做还有什么想法？

方成：就感到吃不消。我就像她手上的一个玩具，别人看看我她不高兴；别人拿过去她发脾气；别人不要了她也对我不理不睬。我是一个男子汉，这样怎么受得了。

咨：你对她感情怎样？

方成：还是有的，就是吃不消她的做法。现在我父母知道了我们的矛盾，如果她父母知道的话我将永远不会再和她来往。

咨：为什么？

方成：这样我以后怎么做人。

咨：你房子买了多久？

方成：两年。以两人名义买的，现在每月要还三千多元，压力很大的，如果我和她分手，还要分一半给她。

咨：平时家务活由谁去干？

方成：她除了洗衣服什么都不干，平时冰箱里东西坏了她也不处理，都是由我偶尔回家才处理的。

咨：你们现在没有办理结婚手续已经同居，等于是准婚姻状态，在未取得结婚证书前已进入实质性的婚姻生活，对婚后可能引起的矛盾和纠纷准备不足，因此会因为一些小事而争吵。到现在为止，看不出有多大的原则问题。

方成：就是。是一点点小事。

咨：你有愿望改变吗？

方成：有愿望。

咨：那么从做家务事开始，让圆圆学会做一定的家务活。另外，圆圆老是盯着你，你分析过原因吗？

方成：总是不放心我。

咨：是不是太爱你了。

方成：那肯定是的。

咨：圆圆的方法可以商榷，但你心里是清楚的，你应理解。当然圆圆应当注意的问题我会和她再沟通。

方成：好的。

咨：那么接下来我找圆圆谈一下。

单独与圆圆

咨：刚才和方成谈了，他对你还是很有感情，说你聪明又精明，人也不错，但你对他盯得那么紧他很反感。

圆圆：他从5月8日至今已有两个多星期没回家住了，他有时住同学家，有时就住女友家。

咨：你怎么知道住的女友家？

圆圆：他不住那里那么住在什么地方？

咨：一般没有证据不要多猜疑，这样对两人感情不利。

圆圆：我现在没有办法，心里很想他，他又对我那么冷漠。

咨：可不可以做几件事去改变你们的现状？

圆圆：哪几件事？

咨：就是从今天起不要再追问他到哪里去，也不要去寻找他。

圆圆：这样他更不会回来了。

咨：他对你盯着他很反感，改变做法会有效果的。二是改变一下自己的穿着打扮，充分体现青春活力的一面。

圆圆：因为这两个星期心事重重，没有心思打扮，这是可以做到的。

咨：三是如果他回来，可以考虑对他关心一些，可以为他煮一点点心，嘘寒问暖，一点都不要流露出伤心的情绪。

圆圆：可以的。

圆圆、方成一起

咨：两人感情不错，收入也不菲，建议两点：一是可以出去旅游一次，二是有事多沟通。

以后圆圆又两次来电，寻求对策。从前瞻眼光看，他们在向良好关系方向发展。

案头分析：

从整个咨询过程来看，圆圆努力想挽回这一段恋情，但方成从心理到态度都是很冷漠的。

方成原有一个女友，感情也不错，后来圆圆出现以后，方成很快便与原女友分手转而和圆圆谈恋爱了。

应该说两人曾经有过热恋的阶段。方成出资买了房子，产权证上是两人的名字，可见当时爱得多么深切。

有了房子以后两人迅速同居。在同居的一年多时间里，两人从热恋走向了现实。每天开门七件事，事事要打理，但圆圆是个典型的上海"作女"，从小到大得到父母宠爱，进入社会，因为长相姣好，受到追捧，谈恋爱的初期，男友谦让、关心……

这样使她一直有一种优越感。直到有一天，两人吵架，被打了一记耳光，才感到这个世界并非如她希望的那样是可以随心所欲的。

方成来咨询是被动的，但他对圆圆仍是有感情的。在两人发生矛盾的时候他采用了躲的方式，近两周不回家，这样加剧了圆圆的猜疑和追寻。不仅如此，圆圆还找方成的妈妈告状，更增加了方成的反感。

在两人同居的生活中，圆圆除了洗衣服外什么都不干，也很少关心对方的起居生活。方成对矛盾的处理是躲避，对圆圆的态度是忍受、冷对。

从咨询全过程看，除了圆圆怀疑对方有外遇（但没根据），其他方面看不出有大的原则性的矛盾。

咨询师建议：

一、两人应坐下来冷静地交流。

二、两人看不到有大的原则性分歧。

三、圆圆应改变生活和处世的方式：

1. 两人已同居了，应尽快结束这种生活状态，建议早点办理结婚手续。

2. 应多关心对方的生活、起居，从关心入手改善两人关系。

3. 遇到矛盾、纠葛不应采用过激方法，一面作天作地，一面四处追寻，一面向长辈告状，一面四处诉苦。这样会激化原有的矛盾。

4. 主动承担一个家庭主妇应承担的义务。

四、方成应改变生活和处世方式：

1. 遇矛盾不能激动，更不应动手打人，家庭暴力是分手的催化剂。

2. 遇矛盾不应该躲避，躲避是解决不了问题的。

3. 对对方的猜疑应正面解释，躲躲闪闪是加剧猜疑的增效剂之一。

五、建议两人在近期有一次相伴旅游的安排，这样许多矛盾在两人世界的过程中会淡化。

知识链接：

心理学家研究爱情，和数理研究一样，第一步是对爱情的界定和建立爱情量化标准，为此他们设计了很多标准与方法。心理学家罗伯特·斯滕伯格认为爱情是个三角形，这个三角形的三边（不等长）分别是激情、亲密和忠诚。有的心理学家认为爱情有三种基本形式：

1. 情欲之爱——充满自我展露的浪漫激情的爱；

2. 游戏之爱——视爱情为不需要负责的游戏；

3. 友谊之爱——超出一般朋友友谊的一种感情。

它们就像颜色中的三原色一样，可以互相结合组成不同种类的次级爱情形式。

有的爱情如情欲之爱和友谊之爱相融合，能够预测较高的夫妻关系满意度，而另一种情欲之爱与游戏之爱相交合，则能预测较低夫妻情侣关系满意度。

有些爱情元素是所有的恋爱关系所共有的，如相互理解，相互扶持，以爱人的陪伴为乐，等等。有些元素是特定的，它只会出现在一些特定的情侣之间。

后记：

一个月以后，与圆圆电话联系。她说：通过咨询明白了许多，再也不像以前那样处理事情了。现在感到两人关系比以前淡了一些。也许这是一个新的起点，衷心祝愿他们能携手走下去。

文化与性格差异对恋爱的影响

这是一对恩恩爱爱的恋人,由于成长的环境不同造成文化、性格上的差异,在恋爱不断深入的时候发生了矛盾。出现矛盾以后又没有很好地处理,关键问题是对这种差异的无知。万般无奈下找到心理咨询中心,寻求帮助。

小武:男,身材魁梧,圆脸微黑,人长得特别精神,大大的眼睛很有神。

小白:女,白皙的皮肤,很有气质,看上去稍显疲劳,很明显是一个大家闺秀。

咨:今天来咨询需要些什么帮助?
小武:(看看小白)我先说还是你先说?
小白:(轻柔地并且含情脉脉地看着小武)你先说吧。
小武:那好,我先说。我是1998年到英国留学,现在已回国两年了,在外资银行工作。在英国留学时拿了双硕士,一个是金融硕士，另一个是管理硕士。大约在 1999 年时认识了小白，不久就谈恋爱了，两人感情一直很好。2001 年底一起回上海。她在英国也拿了双硕士，一个是金融硕士，一个是统计硕士。

小白：我是大学统计专业毕业的。在英国一边学习统计又加修了金融专业，回国后也在外资银行工作。

小武：现在两人收入都很可观，但最近因为一些事情常发生矛盾。（看着小白）是你说还是我说？

小白：（轻柔地）还是你说吧。

小武：最近一件事怪我太急躁。去年我妈妈到上海来看我，答应给她 5 000 元见面礼，但当时没马上拿出来，后来在一起开支中全用掉了。有一次她问我：你妈妈给你 5 000 元到底怎么算，我一直认为已经算给她了，就马上火了，说了她几句，她当时委屈地哭了。事后我算了一算账是我错了，然后马上向她认错，但她不认为是这么一回事。

小白：为了这件事他当场凶我，凶得很厉害。平时为一些小事他常有凶我的事情发生。（小白说话时是轻轻的。）

小武：有时是我态度不好，但事后一旦知道了我会认错的。我们两人从英国回来后，在上海工作了两年，本来打算今年 10 月份结婚，已经在讨论购买家具、购买房子。但由于回国时间短，手头钱少，我让她把收入多给我一点，以便买房子用，但她仍将大部分的钱给她父母，为这事两人也有矛盾。

咨：可以告诉我两人的收入吗？

小武：我的收入是税后 1.2 万元左右。

小白：我的收入是税后 8 000 元左右。

咨：关于收入安排两人有什么矛盾？

小武：（看着小白）你说吧。

小白：（看着小武）还是你说吧。

小武：她每月给她妈妈5 000元，自己仅留3 000元。我想在结婚前总该有自己的房子，正急着筹钱，所以让她自己多留点，为买房做准备，但她不听，为此争过几次。

小白：我爸妈说不一定要自己买房，不行的话也可以租房或和我爸妈住一起。

咨：请问一下小武是哪里人？

小武：我是湖北人，宜昌的。

咨：家庭情况呢？

小武：我爸妈在我八岁时离婚，我判给我妈，所以从小我很刻苦。但我大学毕业赴英国留学，是爸妈一起出资让我完成学业。

咨：小白是哪里人？

小白：我是上海人，父母都在上海工作。

咨：我想分别和你们两人交流一下可以吗？

小白、小武：可以。

咨：那好，小武先留下来。

单独与小武

咨：请先说一下你们之间的矛盾根源。

小武：我们认识、恋爱有四年了，一直很好。她在许多方面都好，就是自己没主意，什么都听她父母的。比方讲我们两人打算结婚，有许多事要办，但她就听她父母的，收入大部分交给她母亲。我想自己买一套房子，她都没明确表态。回国后我在上海办了家公司，也花了不少钱，现在公司刚刚起步。我和小白多年感情，我总想把婚姻经营得好一点，当然有时候为了一些矛盾会说她，有时也会态度不好。但从心里说我很珍惜这份感情，也很爱她，和她父母关系也很好，他们也都很关心我。因此我总想要对得起他们，对小白更好一点，我想把事情做得比别人好。

咨：请问你们是一起生活吗？

小武：在英国读书时，两人认识大约三个月就同居了，在英国时两人感情很好，也不吵架。

咨：回国到上海是怎么生活？

小武：回国后我和小白一起到上海，在小白家小区内租了一套房，平时吃饭在她家，晚上住在租的房内。

咨：你觉得小白人怎么样？

小武：小白人很好，温柔，也会照顾人，就是自己主意不够，过多依赖父母，尤其是她母亲，许多事都听她母亲的。

咨：这是在英国时发现的吗？

小武：当时没感觉。

咨：你家庭情况介绍一下。

小武：我父母在我八岁时离婚，我跟母亲，从小生活比较艰苦，但是能克服。外面有些冷言冷语对我也有影响。在我出国留学问题上父母是一致的，父亲也拿了一部分钱让我出去留学。我总是想把事情做得好一点，包括我的婚姻。

咨：是否追求完美？

小武：是的。最近我一直在考虑买房子，10月份结婚没房子不行。

咨：你和小白的矛盾是什么原因引起的想过吗？

小武：我认为主要是小白耳根子太软，自己拿不定主意，听她母亲的多一点。

咨：你对今后有什么打算？

小武：今天来咨询了，我会改变态度不好的做法，有事多商量。

咨：从刚才说的情况看你们两人还是很恩爱的，矛盾的产生不能简单地看表面现象，应从环境、家庭、社会等多方面思考。

单独与小白

咨：对刚才交流你还有什么想法？

小白：小武人是不错的，是一个很负责任的人。刚到英国留学时，有个女孩是他的老乡，拿了别人东西，是他出面处理的，而且处理得很得体。不久我们两个就恋爱、生活在一起，互相感觉还不错。回上海以后，发现他有点变，只要是有了矛盾不问青红皂白地凶我，态度很不好。我妈妈说，还没结婚就凶，结婚以后怎么办？要我向他提出分手。他到我家去向我爸妈说明，承认自己不对，但也没完全解决问题。后来就想到心理咨询。他说结婚要买房子，其实也可以不买，可以租房，我爸妈都表态了，但他仍要坚持。

咨：你分析过那是什么原因吗？

小白：说不清楚。

咨：他从小父母离异，在别人异样的眼光中长大。他没有自暴自弃，而是发奋读书，到现在这样很不容易。但他在心理上有很明显的自卑感，什么事都想比别人做得更好一点，不让人笑话。

小白：对，他其实自卑感很明显，有些事其实不用都和别人比，但他做不到。

咨：还有他凶你是怎么一回事？

小白：他一有事就耐不住，发脾气凶我，但事情一过又承认错误，向我讨饶。当然他对事情是很负责任的，做事考虑比较周到。主要是凶我受不了，我爸妈也很有意见。

咨：从刚才咨询情况看你们两人还是很恩爱的，关键是这些矛盾怎么解决。

小白和小武一起

咨：刚才听了你们两人介绍，又进行了个别交流，感到你们两个是很恩爱的，但是也有矛盾。

案头分析：

这对恋人都是高学历、都是留学英国双硕士学历，他们在英国留学时相识、相知、相恋，共同的奋斗使他们走到一起。回国以后，都在上海找到了让人羡慕的工作，且收入不菲。

可是，生活不是像人们想象的那样一帆风顺，由于两人出身不同，成长环境差异、家庭条件区别，造成了两人的性格、处事方法、对待同一件事的认识上的反差。应该说即使在同一个环境中长大的年轻人也会有差异，关键的是有了差异、不同、反差后怎么处理。小武是先凶一把，然后再认错、讨饶。小白是小武凶的时候哭、小武认错时不理解、小武讨饶时不原谅。这样两人的矛盾就有点难以收场了。

一对恋人在一起，最初都是两人优点，包括外貌、气质、能力、水平、谈吐、为人等诸多方面的互相吸引。但随着时间推移，深入了解以后，会发现对方的许多缺点，有的可能还是坏习惯，这个时候该怎么办？

有些恋人会因此而分手，也有的会闹矛盾，甚至互相诋毁。这对恋人在出现矛盾以后，是寻求心理咨询的帮助，应该说是一种很好的解决矛盾的方法。当然心理咨询的前提是，互相还依恋着，都想解决矛盾，以便以后更愉快地相处。

小武出生在一个离异的家庭中，八岁时父母分手，这样的家庭环境对他的成长影响深刻。由于这样的家庭环境造成了他一方面追求完美，说明自己不比别人差；一方面心里自卑，事事处处认为别人会用异样的眼光看他。其实追求完美和自卑有时是一对孪生兄弟。在处理问题的时候，小武会简单粗暴，这个与他的成长环境有关。父母离异一般不会是温文尔雅的，小武肯定记忆深刻。

小白成长在上海，父母对她宠爱有加，从小在蜜罐里长大，对父母有很重的报恩心理。在咨询过程中每次交流说话都是轻声轻气，且都让小武先说。小白是一个很有大家闺秀气质的女孩。

两人在地域、文化、环境上的差异很大，在性格上区别明显，但如果很好地磨合仍能营造一种互补型的两人世界。

咨询师建议：

一、两人恩爱有加，目前遇到的问题是文化、性格上的差异。

二、差异的解决方法是互相包容，两人的结合是两人优点的结合，更是两人缺点的磨合，以后有了孩子更是如此。

三、小武要克服完美主义心态和自卑心态，自己的处境不用和社会上的其他人比较，只要自己感到可以就行。

四、小白要克服过度依赖父母的心理，以后应有自己的独立生活。

五、生活中有矛盾是正常现象，没矛盾的生活是一潭死水。但有了矛盾要善于处理，小武不能态度粗暴，凶小白；小白也不能是一汪泪水，往娘家诉苦。遇事应该冷静，有事先商量。不要先是粗暴，再讨饶，这样不易解决纠纷。

六、小武作为上门女婿应多尊重上海家庭的生活习惯，真正融入上海文化、生活环境。

> **知识链接：**
>
> 人们的语言、习惯、行为的多样性说明，人们的各种表现都是受社会影响的（这个社会指家庭、学校、地区、人种等）。

这种差别是成千上万年以来，生活环境、社会环境、族群环境以及家庭环境等众多因素交汇融合形成的，这种差别也形成了所谓的文化多样性。

　　现代社会通过互联网、巨型飞机、国际贸易等方式，东方和西方、南方和北方正在不断地交流和融合，我们越来越像居住在地球村中，文化的多样性正逐渐地将我们包围。

　　当我们与不同文化背景的人一起工作、学习、娱乐、生活的时候，我们必须学会理解不同的文化，并正确地对待这种文化差异。

后记：

　　一个月后，咨询师和小白通电话。电话里小白说，咨询以后，自己也认识到需要有所改变，小武这段时间也认真反思了，已经有所改变。已经打算10月份结婚，房子可以以后再解决。

　　但是小武的完美主义和自卑倾向是需要一段时间的咨询治疗的。

游走在父子之间

　　这是一个很独特的案例。一个原本有家庭的女人，离婚以后，先与外籍老板发展成情人关系，后来，又与外籍老板的儿子成为情人。这从社会道德上说是大逆不道的，但是从心理学上看是一种病态，在可以治疗范围之内。

　　珧珧：女，约40岁，身材修长，面容姣好，岁月在脸上留下了难以磨灭的印痕。看上去有点疲惫、失神、伤感。

　　咨：今天来需要什么帮助？
　　珧珧：主要是情感问题。
　　咨：过去有没有咨询过？
　　珧珧：没有。
　　咨：主要有什么经历？
　　珧珧：主要是一段难以启齿的经历，一段情感，感到十分辛苦，常想努力走出去。没人的时候很想哭，但是环境不允许，没有可能。40多岁了，一路走过来都是自我调节。我的个性犟，一般人劝不过来。我自己评价：一个很清醒的人，一个犯错误的人。自己知道对和错，有时知道错，仍一直做下去。我这次来咨询不是想听劝告。有空的时候我自己也做心理测量，出于兴趣和高兴。

咨：看过心理医生吗？

珧珧：曾经有过一次心理治疗。平时在公司很忙，要处理的事情很多，公司内部有事，税务出事、老板被抓，都要处理。我是公司常务副总，有事下面都来找我，忙得不得了，能坚持下来是需要精神支柱的。实际上有时我也有极度恐惧，有时晚上睡不着觉，吃安眠药都没用。每天早上起来盼望一天早点过去，晚上可以轻松了，但过得太快。有时即使打麻将也会紧张。在杭州工作时曾到医院看门诊。医生听了我的情况，让我哭，哭了以后会感到很舒服，晚上睡不着吃安眠药，过了两周恢复过来了。我不拒绝多吃药，必要的时候可以服药。

咨：这次来咨询的主要打算？

珧珧：这一次来是为了感情挫折，这段感情走了八年，我想结束。现在看来结束是对的。但真要结束也很辛苦，有时有舍不得的情结。八年来对这样的生活习惯了。现在看来我是在解决习惯问题，不是解决感情问题。我有一个好朋友对我说，结束是对的。有一点是幸运的，自己家里人都理解我，有时我错了，他们会支持我改正。我这段感情开始觉得不恰当，但感情发生带来的全新感觉，我很珍惜。三年前面临分手，但结束不了，同样的事不断上演，像轮回。有的事没有想象的那么简单。怕的事一再发生，我想寻找一个方法帮助我走出困境。我现在睡眠不好。

咨：能具体谈一点有关八年前、三年前的事吗？

珧珧：这个人是我同居男友的儿子。先说他的父亲，我的同居男友。1993年在商场上认识了他,他是东南亚人,当时到杭州寻求发展,通过朋友介绍认识的。他当时追我,我问他婚姻状况,他说已婚,孩子也已大学毕业。他长我17岁。当时我明确回答,我决不做小老婆,并且表示我可以等待。他这个人故事很多,最初他是受委托带着30%的股权来投资。当时,我处于低谷,需要寻找机会。他给了我机会,我也明确表示可以等他,但不做小老婆。后来发现他对婚姻的态度暧昧。我当时表态我们是一对性伴侣,答应等他六年。六年未到已出现问题。我在他的公司任副总,作用大,常和他有矛盾,上海人重面子,有矛盾也不会对外说。有一次发生矛盾,他摔了一个杯子,我不让他,也砸了一个杯子。正好这时有家人来,我们又装做没事一样,连家人都没发现我们有矛盾。1998年我给他的时间到了,他仍不能与妻子分手。我很有意见,但是,我感谢他,在我成长中发挥了作用。

在我最初和他交往的两年中,我常问自己:我们合适吗?在1998年10月有一次漫谈,漫谈结束后,我决定调整一下我们的关系。1998年我们两人和另两个东南亚人到庙中去结拜。他是老二,有一个老大,一个老三,我最小。他还是我母亲的义子。我们两人的关系我曾说过你把我们两人的关系拿到社会上去说,对你是自豪,对我是羞愧。

1998年他的大儿子在东南亚当兵回家,他要我同意让他儿子来公司工作,我同意了。他大儿子16岁时曾经来玩过,我们见过面。他说我和他大儿子的性格脾气十分相像。

1999年2月他儿子退伍20天后来到上海。他来的那天去过办公室,我看到他没感到陌生,很熟悉,就像老朋友一样。过了没几天我陪他买衣服,陪他报名读书。先上中学,三个月后考上大学,四年后大学毕业。他读书的四年中感觉很亲切。

咨:当时主要感觉是什么?

珧珧：当时觉得像儿子，又像弟弟，更像恋人。

咨：什么时候开始有感情的？

珧珧：大约在他进入中学两个月左右，这时我和他父亲已分开。我和他每天晚上电话联系，可以讲很多很多，他成了我生活中的70%，而我是他生活的90%。1999年五六月份我和他父亲发生大矛盾，我回到上海一时没地方住，当时非常困难。

咨：你家里的情况？

珧珧：我父亲早逝，母亲活到80多岁，哥哥、姐姐不知道我的事。我在感情上的经历也不能到处说。他父亲常猜疑我们的关系，这些我也没地方说。当时他父亲到处讲，讲得很多，对同事说我不愿与他同房。他到处说我和他儿子住在一起。我比他大15岁，当时他仅23岁。在我最困难的时候他确实帮了我很多，这样两人不知不觉在一起了。现在想来对我是不可思议的，对他我也有负罪感。后来他在上海的大学读书，他父亲仍大张旗鼓地讲我们两人的事，我们都不承认。和他接触我有微妙的感觉，现在我会十分思念他，牵挂他。我看到他的背影和声音会心跳加快，心情也会紧张起来。

有两件事，2000年我乳房上长肿瘤，50%可能是恶性，50%可能是良性，我向他父亲求救，他父亲非常明确地说：你死活与我无关。当我第二次手术，我打电话给他父亲，他说，那是你自己的事。第三次我找他父亲，他父亲说，我再说一遍，我们是分了手的人。我感到我真的被冰起来了，当时我很失望，请律师写了一封遗书，刚好被他看到。当时是暑假，他对我很好，一直陪着我，有时陪我出去玩，坐公车，乘地铁、晚饭后散步，到游戏场所等，他给了我很大支持。手术前要家属签字，由我哥哥办了，手术中，我哥和他一直在门口等着。这些我都很感激。当时没有他我不会活下去，他像我救命恩人。我对他的感情刚开始还是长辈对小辈，后来变成了纯粹是恋人。现在我压力很大，他也有压力，他父亲到处讲。他妈妈也劝他爸不要到处乱讲。我也见过他父亲的老婆。他父亲在杭州经营出了问题，他老婆来处理。我看到他老婆有种内疚的感觉，为了他老婆我放弃了。当时为了帮他走出困境我卖了一处房产，花了15万元帮他走出困境。当时帮他付出精力无法形容。最后事情办成了，问题解决了，案子也结束了。后来他老婆又来了一次，我们坦率地谈了一次。我真诚地对他老婆说对不起。他老婆不错，很传统的女人。从那以后我决定离开杭州回上海，现在想来我的经历是错的。

在我和同居男友交往中还发生过很多有趣的事。有一次他要我去换通行证，说要我到东南亚去，又说要把他的侄子介绍给我。当时我有些心动。后来，他儿子回家过春节后回上海问我，你很想到东南亚去吗？我说没有。他儿子说这人（他侄子）是个小混混，很有黑道背景。后来又要我到东南亚去旅游，又是他儿子劝阻，没有去成。他知道后说：儿子破坏了他的计谋。2000年1月我与他彻底结束，我离开了自己的住房。一开始我们两人睡一张床，后来分床，最后离开。

和同居男友分手后，与他儿子的关系发展一直没有停止。他从东南亚来杭州，他父亲是想把他培养成少东家，但实际上他来公司是由我一手带着培养的，所以他一直说我是他老师。我了解他的苦衷。他的生活中有阴影，而我也有。我们一直在挣扎，有时也想修正。我曾向他提出分手。尽管我看上去年轻，但身体在变老。在出现第一条皱纹时，自己大哭一场，但现在不会了。我也没想过将来。我现在已40多岁。他说，人生的所有经历他都要体验。有时他也说他吃亏，没有结过婚。现在看来每天两人在一起没问题，但当我60岁时，他45岁，会出大问题。

咨：你的兄弟姐妹？

珧珧：我在家最小，母亲是 41 岁时生我，我大哥大我 17 岁。我对未来有恐惧，我希望他是我弟弟。有时我也说他可以去谈恋爱，也可以结婚。如果这样我们的关系也结束了。但如果他在外恋爱不说那是背叛。2004 年有过一次背叛，他那次到山西办事，喜欢上了一个女孩子。我知道后，对他说，我们结束了，后来他不愿又回到原地。2005 年他应聘到东莞，我发现他和烟台的女孩又好上了。当时我对他说，这样太累了，你还是选择一下。他说不用选择，你是唯一的。上两周我应聘到香港公司，到深圳工作，在深圳时看到他的一条短信，尽管他很小心，我已预感不太对。一个人什么都可以改变，但有一个变化即习惯的变化是主要的改变。我发现他的习惯变了，为此事我问他，他否认。我发短信问他，他没有回复我。当时我出奇地冷静。我什么也没有说。我只说我们的关系要调整，感情要结束。当时我还说：从明天开始不打电话了，也不发邮件，我需要一段时间调整。他当时回答我说好。看得出他很克制。他送我到酒店后回去了。分别时他握住我的手，眼神看得出有留恋。我当时告诉自己要坚决一点。我头也没回，回到房间后心里有点乱，那天晚上睡不着。但没有眼泪，哭不出来。没办法那天和朋友聊天一个多小时，仍睡不着，又找朋友聊了两个多小时，聊的事与心情无关，一直聊到早上四点才睡着。回上海后含着眼泪和小姐妹说，自己觉得心痛，胸部像被炸开了，但从心里讲并不恨他。过去我们习惯早晚通一次电话。这一次突然没有了很难过。我知道我不能打电话，也知道他不会打过来，因为我不许他打。心情复杂，心里的眼泪越来越多，不知怎么流出。

现在在家里还是两个人的气息。本来想把他东西整理好让他有空来拿，他也说好的，但后来他又不想来拿了。前几天为一件事打电话给他，他说几天前想打电话给我，又不敢打，因为我不许他打。

所以再一次通话后，第二天他打电话给我。这样一打电话，又恢复到原来的状态。他说他很想有一个家，我理解他。我像浮萍，没有家，母亲过世后，我深切体会到这一点。现在我们每天晚上通电话，他在拓展新事业，许多事要来问我，对我他是宜师宜友而他的女朋友做不到。白天我们在网上聊天，他把发生的事告诉我，他希望我们保持联系，但不要见面。从心里讲我很爱他，否则我不会那么包容。我对婚姻没有信心。现在我不知道自己哪里做错了，也不知道怎么做才对，怎么回到过去。

咨：能介绍你以前经历？

珧珧：我曾经有过一次婚姻，当时我24岁。我从小有点叛逆，我和妈妈像朋友一样。在读初中时曾被人跟踪，回家后告诉妈妈，她说很正常，不要怕，要学会保护自己。我第一次例假，母亲告诉我应该怎么做，父亲拿有关的书给我看。大约在十五六岁时，母亲对我讲，不要说什么大道理，人的一生要对自己负责，对得起自己，对得起家庭，对得起父母，对得起社会。大约在我20岁时我哥哥结婚，哥嫂想让我早点嫁出去，介绍了一些朋友，人都不错，但我要自己找。我第一次婚姻谈了两年才结婚。我的婚姻我一直没看好。第二年我前夫生理上发生变化，我两次流产，后来成了无性夫妻。从心里讲，我前夫对我很好，到现在还是他对我最好。结婚六年，一直拖到1994年我们离婚了。他当时不愿离婚，但我不同意，最后还是离了，离婚时我把什么都给他了，还给他一万元钱。我们离婚两年后见过一次面，那次我到他的公司去办事，和他们公司的人一起吃午饭，前夫也在。他蓬头垢面，衣着很脏，而且两鬓也白了，给我震动很大。没离婚前他的生活是我照顾的，他自理能力差。

咨：什么时候分清男女？

珧珧：大约在幼儿园时。

咨：有没有白马王子？

珧珧：初中班上的，他是班长，我是学习委员。

咨：初恋是什么时候？

珧珧：20岁。两人同年，又在同班。高中毕业后没再联系。

咨：第一次性生活？

珧珧：未领结婚证前，但离领证没几天，感到很痛。结婚后，性生活频度不高。

咨：第一个情人？

珧珧：离婚后碰到的东南亚人。是我的老板，两人在一起每周有一次性生活。但他喜欢打麻将，有时晚了我不让他碰，太晚了我没法睡觉。

咨：你现在的情人？

珧珧：他是我第一个情人的儿子。

咨：他的性经历？

珧珧：他和我不是第一次，以前在台湾和同班同学有过这方面的经历，当时他才18周岁。我和他好上以后，一般平均每周两三次。

咨：这段感情你自己怎么打算？

珧珧：我想离开他，但又不甘心被他抛弃，又不知道怎么才能放开他。

咨：你在事业上的成功是自主意识强，你在感情上也是强势，那恰恰是你没成功之处，事业上强势不等于感情生活上也应如此。如能改变强势，你的婚姻原会很美满的，但实际情况正好相反。现在你再看看后两段感情，和一父一子，能长久吗？

珧珧：这要让我好好想想。

咨：可以，有机会再电话联系。

案头分析：

　　珧珧原来有一个家庭。好强的她采用离婚的方式走出来了。走出来以后，事业不振，一个外籍华人的出现给了她某种希望，于是她投入进去，成了大她17岁老板的"情人"。

　　珧珧原初的打算是等待几年，从"情人"转正为"夫人"，但没想到这是一场空等。这让珧珧非常生气，也难以接受。

　　正巧这时候老板的儿子来国内读书，在日常的来往交流中两人建立了感情，于是珧珧又成了老板儿子的恋人。

　　这种恋人关系会持久吗？会修成正果吗？事实说明那是不可能的。老板的儿子小珧珧15岁，他正值青春年少，他有他的生活。于是，矛盾出现了。

　　就如珧珧自己说的，她是一个很清醒的人，又是一个会犯错误的人。自己知道对和错，有时知道错了仍一直做下去。

　　珧珧的这一段生活经历，在社会上被认为是一种道德败坏，但是从心理学的角度看是一种心理疾病，是可以得到治疗的。

咨询师建议：

　　一、必须从老板父子的那家公司离开，自己独立经营企业。因为在那家公司里，永远是扯不断、理还乱。

　　二、不仅在行动上要割断交往，在心理上也应割断，主要做法：

　　1. 切断所有的联系方法。一开始可能会难过一点，但时间长了，会逐步淡忘，让时间冲淡一切。

　　2. 建立自己的生活圈子，不是闺蜜圈子，而是广泛的社会交往圈子，跳出原来生活、工作的范围。这样可以扩大视野、看清周围。

　　3. 培养自己的生活情趣，如郊游、健身、娱乐、学习，让空闲时间充实起来，减少直至全部去掉对老板父子的牵挂。

4. 最好可以建立一个自己的公司，发展好自己的业务，用事业成功为自己建立信心。

三、建议用半年时间，每月有一次心理咨询门诊随访，帮助走出心理阴影。

知识链接：

无论是中国的传统观念还是西方的传统观念，都认为夫妻间的性生活是正常的，否则都是"非常态"的。

不过对于性生活的事实加以深入的探讨以后，会发现这不是一个真理而仅仅是一种假设。

性的目的原在生殖，我们可以说凡属多少能关照到生殖为目的的性生活是正常的，而反之都是不合理的。其实这也不能这样评价，有时从社会道德、个人健康，或民族卫生考虑，绝大多数的性生活是非生殖性的。

不过有的性活动，非但不以生殖为目的，在方式上生殖也成为不可能，是社会道德所不能容忍的，并且当事人是故意的，一般都认为这是不合理的和不正常的，这一类性行为称为性的"歧变"。

"性歧变"以前被人们叫作"邪孽"。人们都认为性的变态行为是一种亵渎神明的孽或一种违反道德的罪过。现代心理学对"歧变"这个词的使用很有一些争议，他们认为不能用这个贬义词，在心理学发展的今天研究性歧变，目的是了解、研究人们的性心理，进一步设法给予需要的人以治疗，因而邪孽、歧变一类词完全不合时宜，并且在实际生活中有害处，应该抛弃不用。

对于不寻常的对象发生过度胶着或固定不解的性冲动关系，西方的性心理学者把它叫做"性欲出位"，也有人把它叫做"性爱的象征现象"。

后记：

一个月以后，咨询师电话联系跳跳。跳跳说现在广东工作，已离开老板的公司。现在在感情上还有些牵挂，但比以前好多了，也许不久会从这中间走出来的。

第三章 婚姻心理篇

　　家庭是社会的基本细胞，婚姻是维系家庭的红丝带，在婚姻问题上怎么和睦处置好是维持家庭的重要课题。

　　以下几个婚姻心理咨询案例从不同的角度反映了当今社会人们在婚姻问题上的矛盾和纠葛。也许从单个人来说，大多数人都是对的，但从夫妻相处的方式、方法来说，都有许多可以改变的地方。

　　心理咨询不是道德评判，也不是政治思想工作，夫妻间的感情纠葛，婚外恋等心理问题，有些可以在一个人成长过程的某些经历中找到答案。

面对离婚的困局

这是一位男性咨询者,他因为妻子提出离婚而烦恼。从咨询的情况看,妻子有一定的责任,不可否认的是他的责任更大一些。不久他妻子也来咨询。最终在离婚案的一审时两人重归于好。但是如果双方都不改变,仍可能走向分手。

申徒: 男,50 岁左右,身材纤长,有气质,谈吐也很温和,但脸色阴沉,眼神迷离。

申徒: 结婚近 20 年。因多种家庭矛盾常争吵,妻子常因为争吵提出离婚,并且多次写下离婚协议,后来因为各种原因而没有离婚。这次又签下离婚协议,后来又未离成功。最近妻子提离婚诉状给法院,4 月初法院将开庭审理。

咨: 离婚原因?

申徒: 为家庭财产,为我下岗收入低,也有为孩子培养等问题。也因为我妻子外面有花头。我们结婚时分了一套房现在住着。后来妻子又瞒着我在她工作的公司（房产公司）以儿子名义购买了一套两室一厅的住房，最近刚被我调查到。我下岗后收入低，她看不起我，常找碴和我吵。妻子与其公司（房产公司）财务部经理关系不正常。过去财务经理夫妻关系不和，在离婚前后一段时间常到我家来。以往我太老实没发现他们不正常。后来那经理离婚了，每天他们在一起工作，但每天回家还要长时间通电话。我发现后，他们现在联系少了。为了孩子学习以及生活上我们也争吵。当我为孩子好而提出问题时常会发生争吵。妻子脾气很急躁，动不动就发脾气。现在我和妻子家人关系也不好，跟岳母、妻姐、妻哥都有矛盾。我妻子有两套房子还要我父母家的房子，拼命要我住回父母家，在动迁时可以分到一些利益，但我不同意。现在她把我赶回家，我已住回父母家近一年了。

咨：你现在怎么打算？

申徒：我不想离婚。

咨：那你打算用什么办法保持住婚姻？

申徒：妻子在诉状中讲了我许多不足，我正在写答辩状，针锋相对反驳她。

隔一周以后，申徒妻子来咨询

申徒妻：女，45岁左右，从事销售工作。

申徒妻：我现在坚决要求离婚。丈夫在外面讲了我许多坏话。过去有矛盾我从来不对外讲。去年下半年他在参加我老单位同事聚会时讲了我许多坏话，还扬言抓住了我的把柄，讲有我轧姘头的证据，说我不敢起诉离婚。既然他这样讲，我偏偏起诉离婚，看看他还有什么把柄可抛。我丈夫不务正业，游手好闲。在原单位不好好工作，下岗后又不学、不做，一事无成。讲我看不起他是他瞎讲。他下岗三年多，为什么以前我没提出离婚？他平时还讲认识法院里的人，又认识律师。这个我不怕。我相信法院是会公正判决的。

咨：有没有改变可能？

申徒妻：不可能。因为他太让我伤心了。

咨：你们是怎么相识的？

申徒妻：自由恋爱。

咨：怎么会到今天这种地步？

申徒妻：结婚多年，他打牌，打麻将，很跟不上形势。下岗后我劝他学电脑，但至今他也没学过，是个电脑盲。

又隔一周

申徒：我想把答辩状给你看一下。我写了四页半，逐条驳斥起诉状。

咨：不着急看。先问你打算怎么办，是和还是离？

申徒：当然是和好。

咨：那么逐一驳斥在法庭上有什么效果？

申徒：唔……

咨：那与你的目的一致吗？大家针尖对麦芒地吵？

申徒：唔……请问该怎么做呢？

咨：你想不想离？

申徒：不想。

咨：怎么表达？

申徒：我坚决不同意离婚。

咨：你对孩子和家庭有什么感情？

申徒：我很爱儿子和家庭。

咨：对妻子呢？

申徒：当然也一样。

咨：那应该表达出来。

申徒：那我应说我爱家庭，爱儿子，也爱妻子……

咨：很好，就这样表达。

申徒：对她提出的几十个纠纷点，我该怎么办？

咨：生活中对某一事物夫妻有不同看法是很正常的，应多沟通，多谦让，达成共识。

申徒：那好，我就这样说。还要说其他吗？

咨：只要表达上述三项，越简单越好。

案头分析：

夫妻是个共同体，有矛盾是正常的，但不应互相指责，更不应向外人去说，夫妻有矛盾也不应该连及对方家属。

另外，有矛盾时针锋相对也是不妥的，夫妻间谦让是和好的上上策。

夫妻间矛盾的处理是一门学问。

咨询师建议：

一、应该改变生活中的某些不良习性，如整天打麻将、打牌、游手好闲。

二、应学一两门手艺为生存、发展所用。

三、改变遇事争强好胜的脾气，丈夫谦和一些，让着妻子一些。

如果能做到以上三点，也许今后会转趋缓和，如果此后仍是一如既往，那么下一次离婚诉讼不会太远的。

知识链接：

激情之爱是热火朝天的，但是迟早会平静下来。一段激情维持的时间越长，所引发的情绪波动就会越少。浪漫爱情的高潮可能会持续几个月或者几年，但是，从来没有一种高潮会一直持续下去。西方有一个喜剧演员说：如果你正处在恋爱之中，那么在你一生中最绚丽多彩的时间也就只有两天半。那种新奇感，对对方的强烈迷恋，激动人心的浪漫，那种令人眩晕的"浮在云端"的快感，总会逐渐消逝。

与激情之爱中的狂热的情感不同，伴侣之爱相对平和。它是一种深沉的情感依恋，就如同真实生活一样。

激情会逐渐消退直至变冷淡，这种不再浪漫的关系似乎是自然而然的，一直到它的结束。那些离异的人、那些失恋的人常常会感到虽然早已对伊人失去了那种强烈的依恋感觉，一旦离开以后，生活和工作是那样的空虚。过去十分关注的那些已经没有感觉的东西，使他们忽视了他们仍然拥有的。

激情之后的平淡生活，是每一对婚后的夫妻都将实实在在面对的，如果把过平淡生活看成是理想婚姻的反面，那么这样的婚姻将走向婚姻初衷的反面。

后记：

10天以后，上午法院开庭，下午申徒来了：老师告诉你一个好消息。我就是按你说的在法庭上表达的，效果很好，谢谢！今天晚上妻子和我将在茶室沟通、交流。

发现丈夫自慰以后

这是一个很典型的因为丈夫有性需求，而妻子不愿满足的例子。这样的夫妻生活让丈夫没法接受。丈夫采用自慰的方法解决生理需求，妻子发现以后不仅没有设法积极解决，而是用消极的方法应对，致使夫妻关系进一步疏离。

珍珍：30多岁，有气质，打扮时髦，衣着整洁，人略显疲惫，精神状态不佳。

咨：什么问题？

珍珍：主要是心理困惑。两年前搞投资，今年停了，失败打击大。分析原因，和自己性格有关，自信不足，怀疑自己没价值，很浮躁。这问题很久前就有，从小就有，创业前在公司上班，特明显，怕公开演讲。

自己创业以后，找人说话也会紧张，不能深入面对。和朋友说起这个情况，他们不认为如此，这说明我会掩饰。创业失败，影响夫妻生活，过去不在意，有压力时，对丈夫我会回绝（性需求），今年丈夫找我少了，他在自慰，我才感到问题严重。

咨：丈夫多大？

珍珍：小我两岁。还有生孩子压力，现在认为可以有了，和丈夫讨论达成一致。他比我小，成熟度差一点。这事一直拖到现在，去年开始双方家长压力大，丈夫也有想法，达成一致，当成一件事了。近几年感到不对，我找他，他反而推脱，为此两人争吵起来。他说工作忙，没能力，但反而自慰。问他要不要孩子，他说要。他自慰没有感到伤害我，但做多了以后他会来弥补我。

咨：有没有如以前一样？

珍珍：自慰以前有，现在厉害多了。以前把自慰当补充，现在反过来把我当补充。我认为我和他沟通、交流有障碍，我要沟通，他不愿，但有时他会主动交流。他有时会躲开，主要是自己以前有拒绝他。

咨：性生活频度？

珍珍：一个半月两次，而且是他自慰时我看到，我生气，第二次他来道歉。

咨：每天怎么住？

珍珍：我们分床睡，因为他睡觉常摸我，冬天抢我被子。现在叫他回来都不回来了，现在很后悔。和姐姐说，姐也说我不好。

咨：丈夫以前恋爱、学历？

珍珍：丈夫以前谈过恋爱。他是本科，外贸专业，我也是本科。我在婚前谈过两次恋爱，仅仅是拉拉手而已。

咨：丈夫哪里人？

珍珍：丈夫是上海人，父母是工人。我是北方人，爸爸是高工，妈妈是家庭妇女，我上面有一个姐姐两个哥哥。爸爸急病去世，妈妈天天哭。后来走过来了，现在孩子都不错，妈妈也很高兴。我来上海读书，留在上海，我和丈夫认识是在北京。10岁前爸妈宠我，爸爸去世，这些都没有了。可能性格原因，和老公交流有困难，分开睡对身体需要少了。

咨：有没有想过挽回？

珍珍：每次发生矛盾后我都会发E-mail给老公，他回得很少，但他过后会来向我道歉。第一次自慰被我发现，我说我们不过了，丈夫说你伤害我了，我说你做了还不许我说。

咨：丈夫为人？

珍珍：他从小和父母交流少，所以很少表露感情。前两天心里伤心，我抱着他流泪，总感到他很漠然。他说别这样，他会闪躲不愿意看到。他自己在工作、生活上也会有不高兴，但他不会主动和我沟通。我写信给他说平时电视可以看二三小时直到睡觉，为什么沟通10分钟都说没空，我什么地方做得不好，可以告诉我。他说你没有不对，然后他会反过来弥补一下，但很表面。

咨：还有什么？

珍珍：这是我这次来想解决的主要问题。

咨：恋爱多久？

珍珍：在北京认识。最初他向我表白，我回避，当时他信来得很多。后来我要来上海，他反而不要我来，我很纳闷。这封信我没看到，被姐姐撕了。到上海以后他又千方百计找到我。

咨：什么时候结的婚？

珍珍：认识两年开始恋爱，恋爱一年后结婚，恋爱时已住在一起，当时性生活一周两三次。当时睡一个床，现分床有五年。

咨：前八年在一起，后五年分开，想一想为什么？

珍珍：现在很难说清楚。

咨：可否用些新方式解决夫妻生活？

珍珍：丈夫现在经常很晚回来。

咨：争取用新的方法解决夫妻生活可以吗？

珍珍：我努力一下吧！

案头分析：

珍珍是一个职业女性，有较强的事业心、责任心。她把平时工作中的压力带回到家庭生活中去，使得夫妻生活出现了裂痕。

最初他们是分床睡，后来又多次拒绝丈夫的性需求，接着发现丈夫要求的次数少了，最终发现丈夫自慰，这时珍珍才觉得问题不一般了。

丈夫比珍珍小两岁，从生理上说，丈夫的性需求可能会更旺盛些。丈夫被珍珍发现自慰以后，曾多次向珍珍认错，但是，由于珍珍仅仅是落泪，而没有采取有效措施满足丈夫的生理需求，因此，丈夫是一次一次地自慰不停。

珍珍一直没有找到让丈夫停止自慰的方法。这次来咨询的主要动因是解决这个困惑。

咨询师建议：

一、珍珍应把工作问题和家庭生活分开，尽量不要把工作情绪带入家庭生活中去。

二、夫妻两人不应再分床睡，应同床共眠。丈夫有抢被子的习惯，可以把被子做大一点。

三、适度给予丈夫合理的性生活满足。实在因为工作、身体原因不能达到目的，可以由珍珍给予丈夫其他的辅助方法以满足生理需求。

四、珍珍应给予丈夫生活上的关心。

五、自慰不是坏事，某种程度上珍珍可以协助丈夫去实施。

六、建议珍珍丈夫在自愿基础上来咨询一次。

知识链接：

凡是与两性接触无关而是用手或其他工具解决性需求的行为，心理学上都认为是自慰。过去在中国一般人对用手解决性需求的行为叫"手淫"，而现在，已将手淫归入自慰的范围之中。

在文明社会中提倡的是一夫一妻，而当配偶的一方因工作原因，身体原因，或心理原因不能够或不愿意共同进行性生活时，怎么办？许多人又不愿做出与道德规范不符合的事，在这种两难情况下，被拒绝的一方采用自慰的方法解决生理需求是一种不得已的补救方法之一。这样做到底是利大于弊还是弊大于利，还有争议。但是，自慰实实在在地解决了许多人的在道德规范下的生理需求问题。

有的心理学家认为，通过自慰可以使人从烦躁中走出来，得到心理、生理的满足和平静。这对于保持独身，或因工作需要长期不在家的人们无疑是很有益处的。

也有的心理学家认为自慰行为不仅没有坏处，而且，还有积极治疗的价值。他们认为自慰从一定程度上讲并不比性交对人们身体健康的作用差。

夫妻两人中的一个如果因各种原因不能进行性生活，可以采取多种方法进行自慰，如果可能，一方还可以协助另一方去完成自慰，这样也可改善夫妻间因此而造成的心理隔阂。

"离婚"不应该是口头禅

大李：女，40岁，某单位科长，大学毕业。身体稍微发福，脸红褐色，稍有些肿，大眼睛，略无神，头发很短，是因病脱发以后的新生发。

一进门大李就急不可耐地说起了她那不幸的婚姻。

大李：我们夫妻都是外地读的大学，以后一起分配到上海工作。以前并不认识，后来从外地到上海的同学常到我这里聚会，我的丈夫也在其中，我当时成了外地来沪同学的联络员。不久发现，丈夫当时追求我，一段时间以后便结婚了。我们结婚已经10多年。最近我向丈夫提出离婚，他也同意了。但在正式办理手续时，我后悔了。我现在感到没有丈夫我的整个生活都是空虚的。

咨：你现在打算复合还是打算离婚？

大李：不想离婚。在夜深人静睡不着的时候，我常在想这个问题，我们的婚姻有许多问题。我们结婚后就将两人的收入分开，各管各的，至今都是这样。我白天工作，晚上还为别人搞设计，收入比较多，他相对比较少一点，而他常把钱寄给家里，有时到了不顾家庭开销的地步。没办法，我只能把收入分开。我和丈夫有矛盾，我父母、妹妹都知道，一开始还劝我们和好，现在反过来也认为还是离了好。我女儿对他也没多大感情。

咨：为什么？

大李：丈夫平时回来很晚，对孩子关心少。

咨：你对孩子有影响吗？

大李：也有。

咨：主要表现在哪里？

大李：平时如我和丈夫有矛盾，会连续三四个月不说话，最终都是丈夫反复说好话才恢复交流；有时候有了矛盾我让丈夫到别处住房，我们有两处住房，平时一处出租。等到感情好了再让他回来。

咨：丈夫做什么工作？

大李：公司经理，相当于处长。

咨：现在的处长都很忙，应酬多。

大李：那倒也是。

咨：他说晚回来是什么原因，问过他吗？

大李：一般不问，除非他自己说。一般都是应酬。

咨：那他身体情况呢？

大李：我一般也很少问，他也不说。

咨：出现矛盾的原因是什么？

大李：有时对有些事有不同意见，就互不理睬。刚结婚不久，因为他将我们两人一月的工资全部寄给他家，弄得我到朋友处借钱。第二个月他也不说还钱，又要寄钱给他父母，我很生气，和他吵架，后来不理他四五个月。我还扬言要离婚，他当时很害怕。以后凡有矛盾我都提离婚，他就不说什么了。这一次为了他哥哥来上海治病，在我家住了将近半年，在第二个月时我发现乳房上有肿块，当时我想等他哥哥走了以后再去检查。

咨：当时他知道吗？

大李：他知道的，后来因为一些生活琐事，他哥哥突然走了，这时已住了五个多月。他哥哥看病、住院都是我帮助联系的，后来有了矛盾我不再管他哥哥的事。这是去年上半年的事。6月份查出乳房癌，做了手术及化疗。在生病初期，他对我还算关心，但不久又早出晚归，忙他的工作。

对这次离婚，我考虑了很久，最后才下决心和他说。两人签了离婚协议，但签了以后我又很后悔，决定暂时拖一下。不久前我将他手上的一份离婚协议从他包里拿走。他知道后，多次向我讨要，我都不给。我现在很矛盾不知道怎么办。

咨：你们两人之间有没有共同的朋友？

大李：有的，我去找过他们。他们也做过工作，但是没有效果。他现在一看到我就问，什么时候去办离婚手续。可我现在不想离，我现在一想到离婚就像天要塌下来了，觉得没有依靠。

咨：你从结婚不久因矛盾而提离婚，以后每次有矛盾都提离婚，使你丈夫从害怕、犹豫、彷徨，到不怕、无所为，最后到下定决心。

大李：你说得对，我最近也看了婚姻方面的书，书上也说提离婚是夫妻关系的一大忌。现在真后悔，为这事我还找过他的领导，他的领导也是我们同一批进来的同学，他答应做工作。另外，那领导还说，听你的介绍，你们夫妻间根本没有原则性的事，全都是一些小事，回想起来也真是这样。

咨：你女儿呢？

大李：女儿对他感情不好。

咨：什么原因？

大李：主要是关心少，其实他很喜欢女儿的，有时想亲近女儿，女儿会不耐烦。

咨：女儿多大？

大李：12岁。

咨：你对女儿有影响吗？

大李：那当然，在有矛盾时我在女儿面前说了他的很多不是之处，肯定对女儿有影响的。还有为了挽回婚姻我也曾做了一些努力。去年，我丈夫接了一个部门，一开始业务量很少，为了让他站住脚，我通过朋友给他介绍业务，使他走出困境。事后，我丈夫感谢我的朋友，我的朋友说，你不用谢我，应该谢谢嫂子，是她叫我做的，但我丈夫回家一句也不说。

咨：你们两人空手进入上海，奋斗十多年已经是事业有成。

大李：是这样。现在房子有了，生活也安定了，但就是感情上出了问题。

咨：丈夫有什么其他问题？

大李：没有。在经济上、生活上都可以。人也蛮好。

咨：10多年的夫妻生活，你总结出了什么经验？

大李：现在我看了很多书，也体会到了夫妻间说离婚是不应该的。

咨：你对他的生活、身体的关心呢？

大李：唔……那也不多。

咨：他在外工作，上升到处长很不容易，平时应酬多，与他的工作性质有关。你也应该多去关心他的生活和身体，从这个角度做一些努力可以吗？

大李：这一点我也许做得太少了。

咨：还有你女儿，应该让她感到爸爸是家里的骄傲，在她心目中扭转爸爸的形象。比如休息天带她到公园走走，看看别的孩子和父母的亲情，回忆一些父亲的生活。

大李：这是什么意思呢？

咨：如果你不想离婚，最有力地促成者是你们爱情的结晶——你们的女儿。

大李：这我可以试一试。

咨：关心他的事业是十分重要的，他刚起步需要别人的帮助，而亲人的帮助尤为珍贵。

大李：这我一定会去做的。

咨：时间到了，交流到这里。以后如需要可以再联系。

大李：老师，今天跟你说了以后，心里感觉很舒服，有一种石头落地的感觉，获益很多。

案头分析：

从大李的叙述中，可以看出这个家庭没有大的矛盾。两个来自外地的大学生，好不容易在上海成家立业，都有着不错的事业。但是，两个人的性格有差异，大李比较张扬、外向，其丈夫相对内敛。当两人组成家庭以后，发生矛盾和摩擦是正常的事情，大李没有正确地处理好鸡毛蒜皮的小事，而是动则用"离婚"相威胁，有的时候还用冷暴力，一连几个月不理睬丈夫，更不应把夫妻间的纠葛传播给女儿，使得女儿对爸爸的印象不好。

一年前大李得了癌症，目前正在康复期。最近又因为家庭琐事与丈夫闹摩擦，再一次提出离婚，并且写了离婚协议书，丈夫的反应是同意。这样一来，大李反而乱了阵脚。从表面上看大李是强势的，随着时光的流逝，丈夫在10多年的离婚威胁下已经从最初的害怕、犹豫、彷徨到现在的下决心了。10多年的婚姻生活，大李没有处理好夫妻关系。

咨询师建议：
一、从今以后再也不谈离婚的事情。
二、努力建立和睦家庭的氛围，在节假日一家人多有些郊游，交流。
三、在女儿面前多讲丈夫的优点、长处，树立丈夫在女儿心中的地位。当前无法和丈夫沟通的事可以通过女儿去做，女儿是两个人爱情的结晶。
四、关心丈夫的事业，更应关心丈夫的生活、身体，让丈夫回家感到温暖和舒适。
五、通过努力逐步改变以前处理家庭矛盾的方法，建立幸福家庭。

> **知识链接：**
> 两个人结合会产生各种各样的不适应，这在心理学上叫做应激事件，对这些应激事件怎么处理，对稳定夫妻之间的关系十分重要。从夫妻角色向父母角色转化，和对方的父母、兄弟姐妹交往，与对方的朋友来往，与对方单位的同事来往……都会是夫妻间产生应激事件的起因。
> 应该说遇到应激事件夫妻双方，因为家庭背景、生活环境、生活习惯、各自的性格等诸多的不同，会有不同的反应，这些本来是一种正常现象。在不同的反应上没有优劣之分，也没有对错之别。合理的方法是互相理解，互相包容，共同应对

矛盾。

婚姻的不稳定一般都是夫妻间的行为造成的，有的行为长年累月地反复出现，是造成夫妻分道扬镳的主要原因。很多证据表明，夫妻间的消极行为会降低婚姻的质量，影响婚姻的稳定性。夫妻间有了矛盾把离婚作为警告对方的手段，这是不可取的消极行为。也许在婚姻初期被威胁的一方会求饶、讲和，但长此以往威胁成为反作用，被威胁的一方会奋起反抗，如果再坚持下去那只有分手了。

因此婚姻消极行为之一的"离婚"千万不能成为口头禅。

后记：

两周后，与当事人联系，电话已关机。也许大李认为：解决矛盾的方法已经有了，矛盾可以得到解决，不用再咨询了。

咨询师真心地祝福他们一家和和睦睦，幸福永远！

十个月不让丈夫碰

这是一个职业女性与丈夫在生活中发生的一些矛盾,夫妻两人没有什么大的原则纠纷,但这位女性却做出了很强势的行为,连续10个月不让丈夫碰她。这样的结果是什么?值得深思!

黄瑞:女,40多岁,公司营业主任。衣着得体、时髦,有些疲惫,眼神忧郁。

咨:以前有过咨询吗?

黄瑞:没有。自 1999 年起发现丈夫行为有异常,因他当时每天晚上在厂里值班,其中有一个月整个月没有回来。我们已经有整 10 个月无夫妻生活,自己这方面比较冷淡。大约在这一段时间,丈夫有了外遇。丈夫是司机,常常很热心帮助别人,有时人家要答谢他,他都拒绝接受。丈夫和某医院的女护士关系很好,他们常来往。有一次一家人外出,丈夫突然听到电话,便心神不宁。又一次在家,丈夫接到电话就关机,一连五六次,待我到洗手间去洗脸,回来就看到丈夫在与人打电话，他躲着我打电话肯定有隐情。为此我到电信局去拉过丈夫电话单，发现这些电话全部都是那个女护士打来的。他们10天打了65个电话，平均每天六个多。我很伤心，因为我们原本是一个很幸福的家庭，夫妻从来没有红过脸。为此我心情不好，有一次吃饭，我有意在盖锅盖的时重一点，丈夫与我争吵起来，然后两人扭打，丈夫把我右眼角打得青肿，我拍了被打后的照片。后来我要求丈夫和我一起找女护士谈，当着我的面，他们两人不承认有男女关系，仅仅是一般朋友，我要求他们为了两个家庭不要再这样，他们当时都同意。这是2000年的事。可是过了一段时间，到去年下半年开始，情况又有变化。丈夫有一次说单位同事一起去旅游，后来我知道又是和那个女护士一起去的。我很生气，打电话给那个女护士的丈夫，要求两家四个人坐下来谈。那个女护士的丈夫答应再约时间，但至今没有给我回音。今年国庆假期，家里发生矛盾，我一气之下搬出家住。现在，心情很不好，许多亲戚、朋友劝我，我也很矛盾，不知道怎么办？所以到咨询中心来，想求得帮助。

咨：你们是怎么认识的？

黄瑞：经朋友介绍，至今已有20多年了，我记得很清楚是80年代初的时候。

咨：在恋爱和结婚后的10多年里，你认为丈夫怎么样？

黄瑞：他人很老实，平时话不多，很乐意帮助别人，但从来不要别人报答。他是那种你要帮他三分，他会帮你十分的人。

咨：平时家务谁做的？

黄瑞：丈夫做得多一点，我相对少一点，但是许多应由他做的事，由我做的也很多，如秋天到了要擦风扇，我自己爬上爬下一个人做，他在上班。有一次床板翘起，敲在额头上，起了一个大包。

咨：你们平时交流多不多？

黄瑞：有时也谈谈，总的来说交流不多。因为我自己的事都自己搞定，从不问他，而丈夫平时话不多，考虑问题有时比较直观，人很单纯。

咨：能否具体说说？

黄瑞：平时他和我女儿开玩笑、打打闹闹，两个人闹别扭了，会不理不睬，女儿还可以理解，他做爸爸的也像小孩一样不睬女儿，要我在中间做和事佬。还有他40多岁的人了，从头到脚都穿阿迪达斯服装，像个学生。

咨：还有什么特点？

黄瑞：对钱看得很重，这是他家的传统，他父母也是这样。

咨：你和他父母关系怎么样？

黄瑞：关系一直不错。这次我们分居以后，他仅到我住的地方来过一次，就是为了1 500元钱的事。

咨：你丈夫有没有通过其他人要你回去？

黄瑞：没有。有一次我女儿对她爸爸说，每次回来看不到妈妈，提不起劲来。我丈夫说，她回来了又怀疑张三、李四怎么办？现在女儿读初三了，我很担心她的成绩。噢，还有一件事，那个女护士最近通过朋友来约过我一次，我去了。那个女护士对我讲，她和我丈夫仅仅是朋友关系。她说我丈夫是一个热心帮助人的，他与原单位的一个女同事关系也很好，那个女同事因为常被丈夫打而我丈夫很同情她。那次出去旅游，那女护士夫妻两个都去的，而我丈夫是和那个女同事一起去的。平时有事也是那个女同事找女护士，再由女护士打电话给我丈夫，因此我当时是一种错觉。那次我打电话给女护士的丈夫，她丈夫对女护士说，你再掺和进去，我也要怀疑你了。女护士说，因此，以后我和你丈夫来往少多了。现在我把情况告诉你，你千万不要对你丈夫说是我讲的。以后经过了解，我丈夫多次在上海郊区和那个女同事开房间，有一次还是通过我姐夫到嘉定开的房间，我姐夫不说，但在我姐姐逼问下才说出来。

咨：你丈夫对你怎么评价？

黄瑞：说我是女强人，看不起他，说我怀疑心重，到处乱讲。这里也有一件事，有一次我将我们夫妻关系事情讲给我丈夫的好友听，那好友很同情我。事后我知道在一次吃饭的时候，那个好友嘲笑我丈夫说，你老婆十个月没有性生活都讲了，你太没花头了，连老婆都压不住。听说当时我丈夫很难堪，但他只是沉默，事后回来也没告诉我。

咨：你家里的开支怎么处理？

黄瑞：一般是AA制，两人各承担一半，他具体收入多少，我不过问。我们两个关系不好以后，我有一次发现他抽屉里有许多餐厅发票和购物发票。

咨：你平时在外面遇到难处对丈夫说吗？

黄瑞：一般不讲，讲了也没有用，他拿不出主意。我家原有三处房，原来两处我租出去了，现在一处我住，我丈夫和女儿住一处，另一处租出去。

咨：你想过没有，你们分开住以后，你丈夫会怎么样？

黄瑞：没有多想，我想让他冷静一下，我也冷静思考一下。但我现在心理很乱，真不知该怎么办。

咨：你今后打算呢？

黄瑞：这段时间下来，我也想得很多，我常常反思自己，原来很美满的家庭，为什么会变得这样，我有什么错。

咨：你说你丈夫有外遇，有什么证据？

黄瑞：10天打65个电话，还有到外面开房间，一起去旅游。

咨：这些仅是现象。

黄瑞：那么一定要在床上抓到才是证据？

咨：你今后打算？

黄瑞：我丈夫在外面到底怎样，我目前也不了解，或者讲是了解不深，但我想只要他对我、对这个家庭能负责，我也就算了。

咨：你打算怎么做？

黄瑞：我也不知道。

咨：与你们两人联系最密切的是谁？

黄瑞：……

咨：女儿可以吗？

黄瑞：对！女儿应该可以，但她年纪小，也许不太懂。

咨：其他人呢？

黄瑞：还有那个女护士。

咨：这个由你自己权衡。

黄瑞：我还是先让女儿做工作。

咨：如果是回家了，打算怎么做？

黄瑞：现在心里也没有底。

咨：能否让你丈夫感到在你的心目中，他是一个有用的人？

黄瑞：那怎么做？

咨：将外面的甜酸苦辣选择一些与他交流，多尊重他的意见。当然，如果他说得不对，你当面不要否定，具体操作按照自己的方法做也可以。

黄瑞：我懂了，就是要让他感到我需要他的意见、他的帮助。

咨：因为你丈夫热心帮人，我想他也会热心为家里人的。

黄瑞：这一点我没想到。

咨：还有什么打算？

黄瑞：说不清。

咨：可不可以两人收入放在一起，账目公开？

黄瑞：这可以做到。

咨：先做一点小小的改变，再看情况。

黄瑞：可以。我可以叫丈夫也来咨询吗？

咨：可以，但必须在自愿基础上，否则效果不会好的。

案头分析：

黄瑞在家里和丈夫的关系相对强势。她把自己在社会上的角色搬到家里来处理了，这样的后果是丈夫在家里抬不起头来。

平时在外和丈夫一起交友的时候，有时也不太照顾丈夫的感受，最典型的是在别人的面前谈夫妻间的事，把黄瑞十个月不和丈夫过夫妻生活的事告诉别人，更使丈夫无地自容。

黄瑞40岁不到，她和丈夫差不多同年龄，这个年龄是生理活动比较旺盛的时候，10个月不让丈夫过夫妻生活，那么丈夫的生理需求怎么解决，这一点她是欠思考的。

黄瑞来咨询前已离开家庭，在另一处住房独居，她没有考虑离家以后会怎么发展，仅仅图自己一时爽快，那是十分危险的。

黄瑞外面强势，家庭内强势，其实心里是脆弱的。离家以后她又想到了家庭的种种好处，丈夫的某些优点，女儿的学业，后悔中带着点无奈。

丈夫和其他女人的关系，没有足够的证据，但疑点不少。

咨询师建议：

一、尽早地搬回温暖的家里去，如果一时下不了台，可以通过亲人，如女儿、婆母，给自己找一个台阶。

二、回家以后改变在家里过于强势的做法，有事多和丈夫沟通，让丈夫在家里有一种自豪的感觉，不应有看不起丈夫的想法。

三、两人的收入应合在一起，有支出共同商量。在家庭内实行AA制对家庭的稳固不利，也容易产生各种猜忌。

四、在公开场合，尤其在丈夫的朋友面前一定要让丈夫感到高兴、自尊，而不应把家庭生活中丈夫的不足之处宣扬、扩大，让丈夫无法抬头，颜面扫地。丈夫在朋友面低人一等对妻子也是不利的，长此下去两人的心会离得越来越远。

五、应该努力建立起和睦的家庭关系，在节假日全家一起去郊游或到周边地区旅游。

知识链接：

一般来说夫妻两人一个月以上没有性生活，心理学上称为无性夫妻。有的心理学家把夫妻性生活看成是夫妻生活的主要部分，因此在客观条件允许的情况下，适度的性生活，对夫妻间的感情沟通、生活和谐，有其他交流无法替代的作用。

婚姻生活总有一大堆不可避免的小烦恼及小冲突，当夫妻两人陷入这些烦恼和小冲突之中时，他们早已把或者说很容易把婚姻的宗旨和曾经许下的山盟海誓丢在了脑后，并且会不动脑筋地说他们的婚姻是失败的；等到这些小烦恼和小冲突过去以后，双方都冷静下来比较超脱地回首婚姻生活时，他们又会承认，他们的婚姻是成功的。

也有一些夫妻对婚姻生活到底是什么了解得并不多，他们有一种理想，有一种追求，而这些理想和追求却是婚姻生活无法提供给他们的一种奢望。他们不了解婚姻是人生的一个缩影，会有起伏跌宕，会有矛盾、磨难，而这些恰恰是现实中每天都在经历的真实的生活。

> 对婚姻中出现的矛盾和磨难，应该用平和的、互相沟通的方法去解决，单方面一厢情愿的做法，会损伤对方，最终也会伤及自己。

后记：

第一次咨询以后，黄瑞来找过咨询师一次。她说，有一次趁丈夫上班，她回家一次，发现丈夫床上有女人的长发。

咨：你女儿是长发吗？

黄瑞：是的。

咨：那么有可能是女儿的头发。如果你这样不放心，为什么还不回家呢？

黄瑞：我明白了。

也许不久后黄瑞就回家了，衷心祝福他们！

看到两张火车票以后

这是一个妻子在看到丈夫皮夹里面有两张同一车次的火车票而引起的猜疑。一方面,妻子不愿因此而拆散这个家,妻子对丈夫有很多依恋;另一方面妻子的娘家人却竭力要揭穿丈夫的谎言,但对揭穿谎言的结果却不甚了了。

温清:50多岁,面色红润,体态发福,健康端庄。
温清姐姐:50多岁,面色红润,体态发福,很精明。
温清女儿:20多岁。

咨:今天来有什么问题?
温清:是夫妻感情问题。
温清:上周我老公说要出差去,昨天上午我在整理他皮夹时发现了两张火车票,一张放在皮夹外面夹层,一张可能为了防止我翻看,放在皮夹里面夹层内。看到这两张火车票我非常生气,当时丈夫出去了,我把这个情况对女儿说了,也对姐姐、妹妹说了,她们听了很生气，都叫我不要响，明天一起到火车站去看一看，他到底跟谁一起出差。

咨：到哪里出差，多长时间？

温清：到扬州，然后再到山东。他自己告诉我大概要一周至十天。

咨：你们到火车站去打算怎么做？

温清：如果看到他跟着女人一起去，我就上去要他说个明白，或者当场不说，等他回来再说。

咨：你能控制自己的情绪吗？

温清：（低头不说话）

温清姐姐：一种是当场上去要他讲明情况，绝不放他过门。这个男人对我妹妹一直不好，到现在为止，他手头有多少钱，存在哪里，我妹妹都不知道。这种人只有当面揭穿，他才会老实。

咨：如果他当时拉破脸皮，横竖横了，你们打算怎么办？

温清：唔……（眼神忧郁）

温清姐姐：大不了离婚。他对我妹妹控制得很紧，平时每月仅给我妹妹1 000元生活费，买东西还要到他那里去报，多一分钱都不给，还经常讲我妹妹乱用钱。

温清：我退休在家没有什么爱好，就是有时打打麻将，有一点输赢，还有有时单位同事聚会，搞一点聚餐。每次向他要钱，他都会叽里咕噜说我不节俭。

咨：他给女儿钱呢？

温清姐姐：他给女儿钱稍微好一点。但是，他女儿已上大学，自己找了一份兼职工作，在经济上能独立，平时一般不向他要钱。比如今年春节他拿出1 000元给我妹妹，但扣掉300元，说是10月份妹妹向他借的，他也给女儿1 000元。

温清女儿：爸爸给我钱一般不说什么，但是收银条和发票还是要给爸爸的。

咨：能介绍一下你丈夫的情况吗？

温清：他原来在企业工作，一直做销售，后来企业情况不好，倒闭了，他自己出来做，办了一家公司，主要做中介，这几年公司情况还可以，家里的生活也有改善。

咨：你的情况呢？

温清：我在几年前（大约有五年了）患上子宫癌，做了手术，他对我生活上是关心的，陪我到医院看病。前两周我感冒他又陪我到医院去，还叫我多休息，说我打牌打得太晚，影响身体。平时我出去和小姐妹聚会，他会问得很清楚。

咨：以前有没有发现你丈夫有什么变化？

温清：自从他开公司以后，有多次到外地去出差的情况。

咨：公司成立多长时间？

温清：有四年左右，有几次出差时间很长，20多天，近一个月，他到一个地方后会走遍周围的许多地方。比如，他到西安去，还会到兰州、汉中等周围地方去，一般一去就很长时间。有时，在家里他的手机响了，他会走到另一个房间去接听电话。有时，在上海，他会下午出去半夜才回来，不知道他在干什么。问问他，他说在联系业务。有时候他手机忘记在家里，我看他短信上发的内容也看不出什么。

温清女儿：我爸爸喜欢旅游，到外面走得很多。

温清姐姐：过去他们两人收入低，我妹妹不太会理家，妹夫常怪她乱花钱，因此把理财权收到自己手上，至今一直是我妹夫管理家里的钱财，现在我妹妹都不清楚一共有多少存款，存在哪个银行。我妹妹平时对小事很计较，一点点小事会唠叨很长时间，但大事她就不会管了，家庭财权就管不好。

温清：还有一件事，大约在四年前他出差到沈阳去，回来后觉得浑身没力气,怀疑自己得了艾滋病。我当时再三追问他在外面发生了什么事,他吞吞吐吐地告诉我,在沈阳有一天晚上有小姐来敲门,自己控制不住和小姐发生了性关系,回来就感到不舒服。后来,我陪他到皮肤病医院检查,检查下来一切正常才算放心。

温清姐姐：他在这方面很不检点。那么大的事我妹妹都没计较,但在平时生活中烦碎小事常会指责他,所以他们两人感情不好。

咨：可以单独沟通一下吗?

温清、温清姐姐、温清女儿：可以。

单独和温清

咨：刚才你姐姐、女儿在场不便说的事有吗?

温清：有,去年下半年我和我先生一起到香港旅游。在过去,我先生有一个写字台抽屉一直是锁着的,谁也别想打开。在出去旅游前为慎重起见,他把钥匙交给我,出去旅游回来他忘了。为了开抽屉他到处找钥匙,我还帮他找,当时我也忘了。后来一次偶然的机会我发现钥匙在我这里。一天我乘他不在,打开抽屉发现里面有一张电脑制作的彩色照片,照片是一对男女在做爱。因为人的脸上打了马赛克看不清楚,但这张照片有点像我丈夫在和别人做爱。后来,我用家里的彩色复印机把这张照片复印下来了,复印件放在一个很保险的地方。过了几天我有意识地问丈夫,你抽屉锁得那么好,里面有些什么宝贝。再过几天我打开抽屉,发现那张照片不见了,但我没有再提起这件事。

咨：还有其他事吗?

温清：五年前我得了子宫癌,现在已基本痊愈了。

咨：夫妻生活?

温清：生癌的人没有夫妻生活。

229

咨：还有吗？

温清：其他的还没发现，但他有时外出，很晚才回来，不清楚他在做什么，我常常怀疑但又没有证据。

咨：你们俩平时感情怎样。

温清：没有矛盾时还可以，有矛盾时会有点紧张，但一般不吵架，最多不理睬。这次他说出差，对我讲是一个人去，但今天早上看他皮夹里面有两张火车票，一张放在表面，另一张藏在夹层里。还有，前一次他出差回来我在为他整理包时发现包里有两只安全套，我当时问他出差要这个干什么？他说宾馆里放着的顺手带回来了。此事没再深究下去。

咨：明天你丈夫乘火车出差你打算怎么做？

温清：当时我看到火车票时很生气，然后我把这事告诉了我姐姐和女儿，女儿已是大学生，也该懂了。她们都主张明天火车出发前到车站去当场捉牢他们。

咨：你考虑过捉牢他们以后的结果吗？

温清：没有，我可以隐蔽自己，不让他看到。

咨：如果你丈夫是跟一个女人在一起，你还会隐蔽吗？你还会默默地看着他们一起乘火车吗？

温清：……（沉默）

咨：现在有这样几个结果：

一是你有控制力，看到他们你也不出来，等他们回上海以后再摊牌。

二是你看到后控制不住冲上去，那么也产生两种后果，一种是你丈夫被镇住，跟你回家；另一种是他坚持和那女人一起出去，你看哪一种可能性大？

温清：按我丈夫的脾气肯定是跟别人走的可能性大。

咨：还有第三种，你还没有看到他，他先看到你了。不管怎么说，这几种的结果都面临摊牌，你准备好了吗？

另外，明天到火车站几个人去？

温清：还有我姐姐一起去。

咨：你丈夫看到了会怎么想？

温清：我姐姐对我丈夫是有意见的，有时候讲到我丈夫，她们会反感。我也不想轻易地离婚，明天到火车站去也不是我的初衷，但她们的意见我也不能不听。

咨：你女儿是什么意见？

温清：她还是听我的。

咨：现在你认为明天是去对你们家庭有利，还是其他做法更有利？

温清：现在想想去也不一定能解决问题。

咨：接下来我想和你姐姐单独沟通一下。

单独和温清姐姐

咨：可以说一说对你妹夫的看法吗？

温清姐姐：他这个人很精明，过去曾做过销售。但是，我们家庭对他印象不好。主要是在10多年前，当时我母亲生病，暂时住在他家里，我们几个兄弟姐妹都轮流请人去陪母亲。有一次轮到我请的小保姆去陪母亲，一天下午他对小保姆非礼，没达到目的。我母亲知道这件事后气得半死。但由于我这个妹妹太软弱，也没有办法，家庭内的事又不能外扬。

还有，他上一次出差到沈阳，回来感到不舒服，怀疑自己得了艾滋病。开始不对我妹妹说，有一天晚上把他自己的家人找来，到一间空房间里说话。因为门是虚掩着的，我妹妹回来推门进去看到他在哭，家人坐在边上沉默，问他们为什么，他们才说出来，怀疑自己得了艾滋病，是和外面的女人有了性行为造成的。结果，经过检查是一场虚惊。

咨：明天他要乘火车出差，你怎么考虑？

温清姐姐：我想和我妹妹一道到火车站去看看，如果看到就不客气，向他问个明白。

咨：那会有什么结果？

温清姐姐：那么只能离婚了。

咨：你妹妹有这个思想准备吗？

温清姐姐：看样子我妹妹下不了这个决心，一方面她不了解家里的经济情况，另一方面，她对他有依赖性，又性格软弱，缺少主见。

咨：这方面主要还是听你妹妹的想法，毕竟他们是一家人，冷暖只有他们自己明白。

温清姐姐：好的。

温清、温清姐姐、温清女儿三人一起

咨：刚才进行了集中和个别的沟通，对于明天到火车站去的问题考虑得怎么样？

温清：如果没有更好的解决方法，明天还是不去为好。

温清姐姐：我妹妹这样决定我也没有意见，但对他在外面的所作所为，你要多留意。

温清女儿：我没意见。

咨：夫妻在一起生活要互相关心，互相照顾。对温清丈夫，温清也应多关心，当然他有出轨行为也要注意，有时感情会化解这方面的问题，当然也不是全部可以解决的。温清前几年生病，对夫妻两人生活带来影响，我们要用包容心去思考，不要过于苛求。女儿也应多关注爸爸、妈妈的情况，帮助他们建立起温暖的家庭。

对他可能出轨的事仍应小心留意。

案头分析：

三个来访者一个是当事人本人，一个是其姐姐，还有一个是当事者的女儿，三个人有三种态度。

温清看到两张火车票以后很冲动，马上告诉了娘家人和女儿。温清父母、家人态度激烈，要到火车站去抓现行，并且派出姐姐为代表。女儿相对好一点，觉得父亲这样不对，但是听母亲的。温清的丈夫自办公司，经常出差在外，也曾有过出轨的事情，但是，其他的证据一时拿不出来。所以温清对丈夫的行为恨在心头，但要与丈夫离婚温清却是没有准备的。

温清五年前得癌症，这五年来基本没有夫妻生活。而丈夫50多岁，正当壮年，生理上肯定会有需求。温清的丈夫曾有几次出轨的问题。

一、所谓对小保姆的性侵，这件事是个无头案，可能谁也说不清楚其中的甲、乙、丙、丁。

二、一张打了马赛克的性生活照也是一个无法证实的事情。

三、平时出差多，出差时间一般两周至一个月，这更不能说明什么。

最重大的事情是温清丈夫出差沈阳，和外面的女性有了性接触，回家后身体不适，怀疑自己得了艾滋病，并且到医院求诊，最后是一场虚惊。

以上的众多事件中温清娘家的态度起了很大的作用，其代表是温清的姐姐。她对已经发生的事，极力主张捅破，让事态扩大，最终大不了离婚。对两张火车票的态度是当场捉双，然后对质，没有考虑后果。

从整体情况看温清娘家人对温清丈夫有较深的成见,但是,温清还没有分手的思想准备。温清女儿则是听母亲的,但从沟通情况看,女儿对父母有很深的感情。

咨询师建议:

一、温清应多注意夫妻间的沟通,平时应多交流,在必要的时候应夫妻共同外出郊游或旅游。

二、温清应多了解丈夫的生理需求,即使因为自己生病没法过夫妻生活,也应采取其他措施满足丈夫要求。

三、温清的女儿应该作为父母交流的桥梁,帮助父母建立和睦的家庭生活。

四、温清的娘家人应该帮助温清建立和谐家庭,不要火上浇油,灶内添柴。温清的夫妻关系和睦对娘家人也有好处,对温清自身更有益处。

知识链接:

有的心理学家认为,"在旧时候,婚姻是看作一种神圣的责任,不是由神道命定便是由国家仲裁"。有一位文学家说,我们的婚姻不是为了自己,一个人把这种神圣的义务完成以后,就算已经取得了幸福。这种婚姻的观点,不仅广为社会承认,也很受艺术作品的宣传。众多的言情小说,凡是美好的结局都是夫妻团圆,白头偕老。谁如果违背了道德传统,要么是另类的人,要么是邪孽的人。

不过随着时代的发展,上述观点某种程度上已经被生活的现实所边缘化了。一方面以前推崇的理念并不能反映当时的真实，另一方面，现代的社会状态与生活状态比以前要复杂，更加多样化。

弗洛伊德在1908年就说过，大多数婚姻的结局是精神上的失望和生理上的剥夺。弗洛伊德的话反映了他对夫妻关系的一种看法，是否具有普遍的意义还没有足够的事实证明。

美国洛杉矶的家庭关系研究所曾经研究了来所咨询的500个例子，其中499个咨询案例和夫妻性关系有关，仅有一例与夫妻性关系没有联系。

有的心理学家认为婚姻的和谐至少与三个方面有关，一是双方的身体状况；二是两人的精神方面的关系；三是一种建筑在共同生活上的人事关系。

后记：
半年后咨询师去电，温清反映，家庭目前很好，很稳定。

办公室婚外情的忧虑

这是一个有夫之妇和其情人来咨询的实录。从表面看,他们有违背道德准则的行为,但是从心理学的角度细细探究,其中有一些值得深思的地方。

小莲:30岁左右,在某公司担任经理,看上去健康,秀美,有气质。脸色疲倦,神态忧郁。

司徒:不满30岁,看上去健康,高挑,脸色白,眼神略显呆滞。

单独与小莲

小莲:两个月前,因情绪不好,常睡不着觉,有时还会哭哭啼啼。父母为了改变我的情绪,陪我到精神卫生中心去治疗,配了一些药,有百忧解、苏必利、奥尔舒欣,但吃了药以后自己感到有副作用,生理上也有反应,情绪有时还会激动,有时感到很伤心,常会哭。原因是去年10月以后有了婚外情。

我是七年前结婚的,现在有一个三岁的女儿。我的婚外情主要是和同桌的同事司徒,他小我一岁。我在20岁时认识了现在的丈夫,他大我两岁,在一个学校读书,谈了两年恋爱。我们两人都是初恋。

丈夫脾气火爆,每次吵架都是我忍让,总想他会成长。他是个粗线条的人,两人有矛盾从来都是我向他道歉。因为我以前没有谈过恋爱,也没有比较,所以当时选择他,想法简单。结婚后双方父母也有矛盾,现在孩子由我父母带。他的爸爸、妈妈是医生。他们家做事粗,丈夫也有这种脾气,平时大大咧咧。他自己性格独立,对我也是这样,平时对我关心也少。

咨:什么时候和丈夫认识的?

小莲:20岁。

咨:丈夫知道你来咨询吗?

小莲:不知道。

咨:怎么认识的?

小莲:在读大学时。

咨:同班的?

小莲:是同班同学。

咨:丈夫多大?

小莲:比我大两岁。

咨:丈夫有兄弟姐妹吗?

小莲:有一个弟弟,一个妹妹。

咨:丈夫家哪里人,干什么?

小莲:他爸妈在医院工作,上海人。

咨:恋爱时有矛盾吗?

小莲:谈朋友时有矛盾,他不懂谦让,也不懂关心人。他一门心思玩游戏机,平时我也只是单独玩。他尤其在精神上对我关心很少。

咨:有同学来往吗?

小莲：和大学同学没有往来。

咨：什么时候和丈夫有性的接触？

小莲：是在结婚证书开出以后，才住在一起，以前只有一些亲昵行为。

咨：为什么小孩仅三岁？

小莲：这是我们自己选择的，结婚四年后才生女儿。

咨：结婚后和谁住？

小莲：婚后和我爸妈住一起，因为我身体差，他平时也不帮做什么。

咨：丈夫干什么工作？

小莲：是公务员。

咨：哪个学校同学？

小莲：是业余大学同学，都是中专毕业后找到工作，边工作边学习。

咨：丈夫知道你有婚外情吗？

小莲：他仅知道一点点，主要是看到我们的短信，他和我吵，后来知道我有忧郁症，不再跟我吵了。所以他仅知道一点表面的事，我爸妈都知道。

咨：你爸妈怎么想法？

小莲：爸妈希望先把我的病治好。我爸妈是干部，素质很好。自从有了婚外情，我一开始常哭，心里很内疚，一方面要面对孩子、家人，一方面要面对情人，一直排解不开。后来到精神卫生中心治疗，实际上没有想象的那么严重。

咨：那个司徒什么时候进单位？

小莲：三年前进单位的。

咨：什么时候两人有感觉的？

小莲：去年 8 月份开始感觉好的，当时单位安排参加培训。原来在单位面对面办公，开始也没什么。

咨：可以具体一点吗？

小莲：在平时交流中感到，他进单位不久就喜欢我了，一起培训时更有了感觉。我感到他对我好，关心我，有事会和我讨论。他人品好，家庭教育也好，从小有教养，脾气谦让，有事和我好好说，有点像我爸爸的样子，不是遇事就吵。

咨：和丈夫呢？

小莲：他从不沟通，其实他根本不懂，这和他的工作有关。婆媳关系也不行，婆婆也是不懂关心人。

咨：现在什么感觉？

小莲：有空发短信，不想下班，怕回家。

咨：和司徒在一起有什么感觉？

小莲：像谈恋爱一样。

咨：你们关系到什么程度？

小莲：在一起亲昵，大约今年 1、2 月份在宾馆两人有了性关系，以后一般是一个月一次，主要是在他妈妈家里。

咨：你自感有忧郁症，是这之后吗？

小莲：自从和司徒有性生活起有忧郁症状。我和他第一次有性生活是在宾馆，他说他是第一次和女性接触，我相信他说的，他不会骗我。

咨：和司徒在一起的感觉？

小莲：和他在一起很高兴，但回到家里看到孩子、家人又很伤心，道德和感情互相背离，像两面人，心里很痛苦。

咨：自我感觉忧郁症状？

小莲：上班时心情好，感觉轻松，下班回家感觉沉重，身体不舒服，心慌、胸闷、想睡觉，不想理人。早上起来也有。看到别人高兴，心里感到奇怪。

咨：家庭中经济怎么处理？

小莲：刚结婚时，经济由我掌管，他的工资都交给我，半年前两人的经济分开了，原因是因为投资股票。原来我们两人有100万元，又问我爸借了20万元，向他妈借了20万元，共计140万元，用于炒股，最近行情不好，仅剩70万元，我叫他卖掉后还掉借的40万元。前几年我们买了两套房，一套自住，一套出租，他想卖掉后换一套小一点的，钱用来炒股，我不同意。现在孩子仅三岁，所以我不同意卖房。

咨：你和丈夫性生活频度？

小莲：每周三四次，性生活是他需要，我没有感觉，从来也没有高潮，都是他要的。刚刚谈朋友时还有一点感觉，后来不交流了，有了孩子后工作忙，身体也差。他知道我们有事心里不开心，目前性生活一周二三次，但仅是完成任务。半年前当他知道我的事以后仍一周有三四次，但他很不自信，常问我外面是不是有人，但具体的他是不知道的。

咨：司徒什么学历？

小莲：研究生，今年不到30岁，他以前也谈过朋友，半年左右分手了。

咨：司徒是哪里人？

小莲：是上海人，父母是干部。

咨：睡眠情况？

小莲：晚上睡不着，吃安眠药，白天精神不好，不集中。

咨：怎么知道的？

小莲：去医院检查，化验查出来的。

咨：和司徒在一起感觉怎样？

小莲：和他在一起很高兴。

咨：什么时候分辨男女？

小莲：幼儿园的时候。

咨：在什么时候有心中偶像？

小莲：初中时，但没有固定的。高中时对当兵的印象好，老房子有一个邻居常送贺卡给我，感觉很好。

咨：中学时有过恋爱吗？

小莲：有一个同学比较要好，爸妈也知道。我成绩好，他成绩不好，后来他到美国去了，我也没考大学，我对当时的教育方法很反感。上班以后有两人追求我，一个是小混混，一个太自私，二三个月后就断了。上夜大时认识丈夫。有一件事我一直感到意外，第一次性生活时没有见红。（这时流下眼泪）

咨：分析过原因吗？

小莲：大约在 10 岁时，姑姑带我到老家去，有一个亲戚大我几岁，他要我用手摸他的生殖器，他也摸我。这件事对我以后的生活影响很大，以后我一直很自责，常会冒出自杀的念头。

咨：具体情况记得吗？

小莲：具体已记不得了。

咨：这事丈夫知道吗？

小莲：丈夫知道，但他没什么反应，只说过去的让它过去吧。

咨：爸妈知道吗？

小莲：至今都不知道这件事。

咨：最近和丈夫的性生活？

小莲：昨天晚上，我吃了安眠药睡后，他提出要求，我仅是满足他，没多大感觉。

咨：和司徒呢？

小莲：一周前，是白天在他妈妈家，有高潮，完了以后他还安慰我，很照顾我的情绪。

咨：这次来咨询，谁的建议？

小莲：司徒鼓励我来咨询。

咨：和司徒有什么打算？

小莲：和司徒感情好，如果离婚对孩子很不好，以后的路会很难走，自己不敢选择，没选择，没路可走。

单独与司徒

司徒：对小莲有好感，但她身体有病，要治好病。小莲过不去离婚那个坎，如果她身体不好，什么都没有了。她朋友圈很小，基本没什么朋友，交流很少。我目前还没遇到什么坎，如果以后公开了我也会有许多坎。

咨：想过能过坎吗？

司徒：很难说。

自第一次咨询后两个月，小莲、司徒又来咨询，由司徒陪同小莲一起来。

小莲看上去有点瘦，精神不振。司徒仍很精神。

小莲、司徒一起

咨：有什么新的情况？

司徒：这两天小莲心情不好，睡不着觉，提出要来咨询。自从上一次咨询以后，小莲感到心情好多了，睡觉也好了，和丈夫的来往也有改善，原来精神卫生中心配的药也停了，但最近又有些想不通，情绪反复很严重，前两天与我也发生矛盾，在电话里吵得很厉害，所以又想到要来咨询。

小莲：主要是心情一直不好，所以情绪上反应多一点。

单独与司徒

咨：前几天发生什么事了？

司徒：前天晚上，她发短信给我，问我如果她离婚了，我是否跟她结婚。我当时没有马上明确表态，她就在电话里跟我吵起来，而且持续了一个多小时，真是没有办法。

咨：那你当时怎么回答？

司徒：我当时说要看具体情况，不能简单地回答，她听到就不满意了，跟我吵起来，具体说些什么我也记不得了。

咨：最近小莲和她丈夫如何？

司徒：还是和以前差不多，好像好一点了。

单独与小莲

咨：最近因什么事情有矛盾？

小莲：前天晚上我发短信给司徒，他回答很暧昧，我很生气，与他吵起来。其实我也有预感，他不一定会给我一个满意的答复，但他兜着圈子和我说，我很生气。

咨：最近和丈夫情况如何？

小莲：和原来差不多，他仍忙他的。

咨：在性生活方面呢？

小莲：仍是他要求得多一点，我没有兴趣。

咨：你和司徒能长久吗？

小莲：其实我也觉得，不一定能实现两人在一起，但一时还放不下。

咨：你们两人的关系在道德层面上是被诟病的，在心理层面上有可以理解的地方，但是，现实生活不能容下你们这种情况。

小莲：这一点我很清楚。

小莲、司徒一起

咨：今天来咨询主要反映了你们两个在沟通上有障碍，有的时候在交流过程中要多为对方想一想。另外你们两人的关系要正确、及时处理，不能一直这样走下去，否则早晚会让你们遇到无法越过的坎。

案头分析：

从整个咨询的过程看，小莲在逃避着什么，又在追求着什么，而司徒是一种关心、呵护，并且给予小莲性满足。

在咨询中，小莲有一次叙述得特别伤心，就是在和丈夫第一次过性生活时没有见红，讲到这里她伤心地落泪了，为什么会是这样？

这一段经历对小莲的生活一直有着无法言说的伤痛。

大约在小莲10岁左右，姑姑带她到老家去玩，在懵懵懂懂的时候被一个大她若干岁的亲戚性侵了。小莲自己说，这件事对她的生活影响是持久的、很大的，以后一直自责，常会冒出自杀的念头。

小莲尚在幼年的时候就被性侵，又因为年幼不懂得这样的后果。但是在中国人的传统道德中，这是很见不得人的事，因此小莲也不敢将此事告诉自己的长辈，以后一直在自责的阴影中生活成长。

小莲和现任丈夫认识、交往、结婚的过程比较平淡。结婚以后，丈夫对小莲的关注、关心相对少了一点。小莲幼年所受伤害在心里的阴影始终挥之不去。这样当她在自己最亲密的人身上找不到体恤、关心的时候，她把视线投向他处，这时司徒正好出现，他们走到了一起。

他们的恋情，从道德的角度看不会被社会接纳。这样，小莲在理性、道德、心理、生理需求之间苦苦挣扎。用小莲的话讲，看到孩子、家人很伤心，道德和感情互相背离，像两面人，心里很痛苦。

为此小莲去医院求医，还服用抗抑郁的药物，但是效果并不理想。

小莲想努力改变这种状态。

咨询师建议：

一、小莲应该从幼年时被性侵的自责心理中走出来，把这种伤害带来的影响降低到最小范围之内（不可能抹掉这种记忆），建立阳光心态，正确对待人生。

二、小莲应冷静考虑与司徒两人的关系。因为在咨询过程中司徒并没有下定决心要和小莲相处下去，从这个意义上说，两人的关系不会长久。

三、从整个咨询过程看，小莲有抑郁倾向，但症状并不严重，建议逐步减少用药量。

四、和家人建立良好的沟通，尤其和丈夫、孩子，建立亲子关系，并建议丈夫也来咨询，便于尽早解决心理烦恼。

五、小莲应该多参加社会活动。

知识链接：

当我们还在讨论我们的学校要不要有性知识方面的教育，以及这种教育该达到哪一种深度的时候，在现实生活中可以说每天都在发生年幼无知的少年儿童被"性侵犯"的事例，而且这种侵犯是直奔主题的，性侵者连一点点的掩饰都没有。

儿童被性侵犯后，他们根据平时父母、学校、社会的说教，知道这是十分见不得人的，是难以启齿的，所以会深深地埋藏在心里，密不告人。但是自责、自卑却一直影响着他（她），甚至会影响他（她）的成长。

被性侵的孩子一部分会在成长过程中，由于社会、家庭的帮助，在心理上逐步走出阴影，健康成长，但也有相当一部分却会因为这一段经历背上沉重的心理包袱。当他（她）们得不到关心、爱护、呵护时会去寻求爱护；当他（她）们得不到宣泄时会去发泄；当他（她）们无法排解时会寻找发泄通道，如敲坏物品，施虐动物，甚至伤害周围的同伴……表面上看这些行为与社会道德格格不入，但探求问题的根源，与行为人的深层心理问题及年幼时的心理创伤有关。

预防孩子被性侵的方法很多，积极地推行必要的适合不同年龄层次的性知识普及教育十分重要。如果发生了孩子被性侵的情况则应该从保护的角度出发，多关心、多呵护受害孩子，帮助他（她）走出自卑、自责的心理状态，广泛地融入社会，树立阳光心态。

后记：

两次咨询以后，咨询师再联系小莲、司徒，他们都停机了，也许他们已经分手了。因为，通过咨询两人都看到他们继续交往下去是不可能的。

但是，小莲的心理问题并没有解决，童年时期被性侵的心理阴影也许将伴随她一生。

不应有的恋情

这是北方某城市的两个来访者。这天他们从北方乘飞机中午11点多到上海。两人是情人关系，现在出现矛盾，不知道怎么处理，最后上升到暴力相向，才急着来上海寻求咨询。

这样的非常男女间的交往关系，在目前的社会上并不鲜见，该怎么把握自己，怎么用道德、家庭的规范约束自己是很重要的。他们很随意地越过了最后一道坎，但是接下来的是自己难以解决的矛盾和纠葛，最后闹到不可开交的地步，值得深思。

强子：衣着整洁，人也精神，但显得疲惫，眼神游移。
杏子：个子不高，人很灵活，看得出见过不少世面，但在谈到那段感情时情绪激动。

咨：大老远赶到上海主要咨询什么？
强子：两人的关系问题。
咨：（指男方）你结婚了吗？

强子：有家庭，偶然一次机会和她认识，自认为有些不妥，想分开，但已经分不开，最近常发生争吵，还打架。

杏子：去年较严重，还见过他老婆，心平气和地和他老婆交流过一次。

强子：我老婆的父母也是离婚的。

杏子：她老婆没有劝过我们，也没提出和他分手。第一次、第二次见面都没劝。我自己说出与他分手。后来他和他老婆争吵，因为她老婆背后说我坏话。我跟他老婆当面还吵过，电话里吵得更厉害。他老婆大我八岁，我对他老婆有些说法很反感。

咨：你当时怎么想？

强子：她有仇视心理。

杏子：他老婆打电话，我心就乱跳，心里有一种崩溃感。我对他老婆仇恨很深，心理不健康。

强子：背地里和老婆谈过，我老婆也希望我们分开，毕竟孩子太小了。

杏子：我刚开始和他相处什么也没想。了解他性格后，爱恨交加，也想结婚，他不愿意。刚开始比较清醒，认为两人不可能，去年8月想结婚，到今年4月份清醒了，认为不可能，但这样过又不甘心。

杏子：两人分分合合七八次，分手是真的，后来又好了。我和他在一起，他早就说要离婚了，离到现在也没结果。仔细想想，嫁给他我也不愿意，但又离不开他。前两天还在说分手。

强子：星期一分的手。

咨：谁提出来咨询的？

杏子：他要来咨询，我打的电话。

咨：（问男）你家住哪里？

强子：家在上海，老婆的母亲在上海。我老婆肯定把此事告诉了她母亲。我和老婆在电话里吵过一次架,那时她母亲的哥哥到广东买房子,想问我借钱,我没借,她母亲不高兴。我刚到上海时向她母亲借过钱。当时买房可以解决蓝印户口,户主是我老婆。2002年又买了一套房,产证上一家三口都有。当时想炒房地产,后来自己住了。后来把蓝印户口的户主改到老婆的母亲名下,当时为此事吵,差点上法院,最终决定两清。我老婆和她父母都没工作,他们1996年离婚,原来是做生意的,因得罪黑社会才到上海。在上海没工作,生活靠我接济,直到去年8月份,才停止给他们提供生活费。

杏子:我感到很不公平,我们在一起一开始认为他有钱,现在没钱了,心里不平衡。他老婆又丑,又坏。她老婆说,她也知道我们的事。去年国庆节打过电话,我和他老婆吵,互相骂得很难听,至于心跳加快,说不出话。我常想和他分开,放他一条生路,也是给自己一条生路。有时又想,跟他有感情,和别的男人在一起也没法过,不情愿。但是和他在一起又有矛盾。

咨:你们第一次认识是什么时候,在哪里?

杏子:第一次是两年前。

咨:在哪里?

强子:在一家夜总会。

杏子:我在那儿做小姐。

强子:下大雪去夜总会唱歌。

咨:怎么联系的?

杏子:互相给了电话。

强子:第二天打了一个电话,她自己谈了身份。

杏子:一个同学,元旦过生日,我要到上海。他也正好来,所以一起来上海。

咨:什么时候参加工作?

强子：1996年参加工作，自己做出口贸易。

杏子：我2003年毕业，做过销售员，做过派送员，开过小店，后来去夜总会。

咨：家庭情况？

强子：家在农村，有两姐两妹，都在县城，父亲在水利局工作，母亲是家庭主妇。

杏子：我母亲是家庭主妇，父亲在电力公司工作。母亲小学文化，父亲高中文化，有一弟弟大专学历。父母在我小时常吵架，差一点离婚，最近关系才好一点。

单独与强子

强子：两年前在夜总会认识，她很可爱。第一天认识，第二天单独见面，第三天一起来上海。那天最晚一班飞机到上海，开了房间，心里矛盾，正想离开，当时她说了一句，其实我很开放，于是我住下，有了性关系。第二天她到朋友那里去，过几天她回我工作的城市，我住了一段时间再回去。我回去那天，她到车站接我，她在那租了房子，和她表弟住在一起。我们在一起有时开个房，快过年时我见了她弟弟，然后住在她表弟处。春节时我老婆和她见过面。过了春节，正月十五日，送我老婆回上海。好了一段时间我有个想法，想让她离开夜总会。离开后做什么？后来她说做生意。她想买房，首付10万，我给了5万。要她不去夜总会，她没听，仍在夜总会。五一节她要我回她家，在她家住了三四天，我关了手机。第四天打开手机老婆打进来，她从上海过来了。她们两个见面谈得不错，她们还单独聊天，说好一起回老家。可是当天晚上她又来电变卦了，第二天不让我老婆进门，把她眼镜打了，用电熨斗烫了我一下。

另有一事，她和一个男的政府官员关系处得不一般。那天说好一起回老家的，但后来又不去了，实际是接待那个男的。我骂了她几句，也沟通一下。过了一段时间她没合适单位去，就让她到我公司上班。我父母、姐姐都见过她，父亲很生气，不理她，不容忍，姐姐也对她不满意。她说我老婆这不好、那不好，但当面互相不说。她在公司工作能力可以，但没真正用心。到年底，股东意见不一致，到春节她不做了。我现在也自己独立做了，家里人不让她参与。10月底住进购买的新房，两人住一起。

咨：你对离婚怎么想？

强子：我现在没有结婚、离婚的想法。去年她想结婚时拍过结婚照。

咨：介绍一下大学情况？

强子：从小学开始在学校常有女孩找我玩，在初中、高中都有，上大学也是，但真正谈恋爱的，高中时有一个。

咨：恋爱情况？

强子：参加工作后在上海有一个女友，由师傅介绍，有拉手搂抱等情况。1998年出差到山西办事，回来在火车上遇到现在的老婆和她姐姐、母亲等，有了谈恋爱的感觉。2000年正式交往，确定恋爱关系。

咨：最初了解性是什么时候？

强子：最初是初中时看生理书了解性。初中毕业时在录像厅看黄色录像，有色情镜头。高中时多了，书、碟都有。我在周围同学的眼里是内向的，但大男子主义多一点。在家除做饭外，其他很少做。偶尔外出，洗澡，按摩，与社会上的女性也有性关系，一年最多二三个。

咨：咨询目的？

强子：今年6月她开始对我冷淡，过去早餐、晚餐都做好，还洗衣服，现在都不愿做了。时间长了我心态也变了。本周一，起床打了她，她表弟也在。第二天我打了她表弟，和她一起打，当时就想分手，心想谁能是谁的救世主？现在一个月给她3000元，含2000元房贷。

咨：有关两人感情问题谈过吗？

强子：去年8月以前谈过，8月以后谈得少了。她过去谈过男友，到夜总会以后与其他人有过性关系。

咨：你老婆对你怎么样？

强子：我老婆对我从来没翻过脸，对我服侍也很好。我对她母亲有看法。

咨：两人有什么区别？

强子：两个人不同，她小个子、单纯。我老婆高大一些，粗。生活上我老婆好一些。我老婆的父亲是教授，沟通能力强。

咨：对你老婆的评价？

强子：两人时老婆说，感情上的事不能怪谁，但这种情况她也接受不了。我心里认为两人不应有矛盾。两人第一次见面还好，后来开始有矛盾。她说我老婆不好，说我老婆有时候还抽烟。我老婆说她个子小，不省事。

咨：有关杏子工作？

强子：杏子说过工作很容易，她说既然分手了，她一分钱也不要。

咨：性生活频率？

强子：在家和老婆一周五六次，和杏子二三次。

咨：对杏子还有什么想法？

强子：杏子经济上很贪。

咨：今后怎么办？

强子：从我内心讲，想分开。但房贷我可以还到她结婚。

单独与杏子

咨：有什么要交流的吗？

杏子：变化很大，认识他时才和上海男友分手。刚接触时，看他人老实。我也很老实，和他谈得来，很高兴，没想到和他相处。他还有个同学，第二天一起来上海。晚上11点飞机到上海，我开了一间房，他送我到旅馆，刚要离开，我说我是很开放的，他就留下来住在一起，当天有性关系。当时感到他人还不错。他回去我去接他，又住一起。过年时，他要回工作的城市，我也回老家。分别很长时间，情人节又到一起。他很自私，看我很紧，为此也吵过架。第一次争吵，是因为在夜总会认识一个男的，政府官员，叫我出去玩，到附近的一个风景区。我告诉了他，他不让我去。后来我说不去风景区去南京，我想逃开，离开他。下了飞机他打电话给我，在电话里骂那个政府官员。回到他工作的城市以后，他接了我，送我回家。到家以后把我推在床上，扔我手机，看我短信。那天我心都凉了，不想理他。

当时强子他老婆来他工作的城市，拿了八万元回上海。他老婆说自己是医生和记者。我想他老婆对我不尊重，是否因我在夜总会做。到了5月份，强子到我老家出差，他冒充我男友去了我家，一起住了四天。从老家回他工作的城市路上手机一开，他老婆电话就来了。他老婆到了他工作的城市，当晚他老婆在咖啡店等我，强子求我去和他老婆见面。他老婆个大、长发、对对眼，穿着很土气，为人虚伪。坐下后她说我今天来为挽救家庭，挽救老公。我说，他要分我马上分。她说我俩分开暂时是不可能的。在单独两个人时我对他老婆说我肯定会离开强子的。我当天自己回去，强子晚上来看我，我又催他走。当时我心情不好，平时天天在一起，现在老婆一来就去开房，为此很生气，一夜没睡好。平时我接触的人都比他强。那天我打电话给他，他关机，我又打他老婆手机，然后把他叫来，中午一起吃饭。然后，又单独与他老婆交流了一下，发现他老婆很虚伪。

后来我到强子的公司上班。那一年老吵架，精神差点崩溃，公司人人知道他结过婚，现在又跟我在一起。今年3、4月找了心理医生。我睡不好觉，说话办事不对劲。他也同意找医生。前后看了两次，第一次五个小时，第二次四个小时，没解决问题。现在吵架自己不再生气，以前天天生气，还打架。

咨：怎么会打架的？

杏子：第一次是推一下，第二次打我一巴掌，半边脸都肿起来了。那是我发现强子短信联系他女老乡。有一次他请女老乡吃饭，我感到不高兴，半途走了。现在又发现他和那女人常接触，所以吵起来，他打了我，我也抓了他。后来，他知道错了。他脾气差，心眼小，还吃我爸和弟弟的醋。我表弟住我家，他几次要赶表弟走，我没理他。有一两次为下雨淋湿衣服的事争吵。下雨，晾的衣服湿了，他打我表弟一掌，这是周一的事。周二上午要我下去送衣服，我本不想见他，但后来还是去了，他给我2 000元钱，我没要。下午想请我吃饭，我也没理他。他常常事后道歉。今年我弟要结婚，家里给我压力很大，现在他这样我也给他压力。

咨：你认识强子朋友吗？

杏子：认识，和他朋友一起吃过饭，他朋友都知道他已经结婚。我心理压力大，很自卑。

咨：这样相处有什么益处？

杏子：相处下去既伤害别人也伤害自己。我爸说我自己回去可以，别带他回去，爸爸心里也受不了。

咨：什么时候分清男女？

杏子：读书前分清男女。

咨：什么时候对性生活有了解？

杏子：小学时候。我和我弟与爸妈住一间，一天夜里，爸妈在一起，我看到了。

咨：心中有白马王子吗？

杏子：初中时暗恋老师，也喜欢过一个同班同学。

咨：有否接触过？

杏子：中专去没几天，有个二年级男孩想帮我打水、订饭，别人议论多了，但我没想法。我们班班长给我写一封信，希望做朋友，后来还多次对我表白。

咨：什么时候初恋？

杏子：真正的对象是大学时候上海的一个男孩。当时追我的人很多，我跟他谈了三年左右，去过他家，他爸妈知道。第一次性生活就是跟他，后来我们同居了。

咨：为什么分手？

杏子：另有一个女孩喜欢他。最后一个寒假，他有点变心了。后来，他的女友来找我说怀上了他的孩子，我很生气、激动，提出分手。分手后就不联系了。

咨：后来还有吗？

杏子：紧跟着就是强子。

咨：一般性生活频率？

杏子：一周两三次。

咨：什么时候到夜总会上班？

杏子：9月份到夜总会，我怕得病，平时不愿出台，跟他是第二个。我从小就有主见。

咨：想过和他以后的事吗？

杏子： 想过让他离婚和我结婚，他要小孩，他会爱孩子，他老婆有可能不能生孩子。

强子、杏子一起

咨： 刚才分别进行了交流。你们的咨询目的是理清两人的关系。

第一，你们两人的关系，从目前情况看已经是矛盾重重，性格、脾气、爱好、习惯都走不到一起。

第二，强子有家室，且妻子不愿分手，男方也不想分手。

第三，杏子的生活、工作环境很开放，社会交往广泛，男方难以接受。

第四，强子处理矛盾的手段粗暴、简单，常使矛盾激化。

第五，建议慎重考虑你们的关系，尽早结束这种社会难以容忍的交往。

第六，心理问题治疗大约需要五六次，如果有可能，希望每两周来一次，以逐步走出心理阴影。

强子、杏子： 好的。

案头分析：

两人在 KTV 认识之后的第三天便冲破了最后一道防线，从常识上看这是一时冲动，但以后事情的发展却令人难以置信。强子一方面给杏子买房，还让她不上班，想养着杏子；另一方面紧紧盯着杏子，不让她与其他男士来往，俨然将杏子当作自己的私有财产。

而杏子不是一般的物质能够满足的。两人认识以后，她不断地提出各种要求，当要求得不到满足时，便会使性子，用话语刺激强子。更有甚者她还直接找强子的妻子，企图让她退出，成全他俩的姻缘。当遭到拒绝以后，一直处于心理不平衡状态。

杏子的成长颇有借鉴意义，从小父母的性事影响了她，在性朦胧阶段有众多追求者，在大学读书时又有了同居的男友，这些都在她的生活中留下了难以抹去的印迹，也造成了她现在的心理境况。

所以，以上情况不是一句简单的道德说教可以解决的，从心理上分析，他们两人的成长及成长的环境与现在的行为有密不可分的关系。

咨询师建议：

一、强子和杏子这样相处是否具有现实性，是否具有发展下去的可能性？

二、从道德层面看，一个已婚男士和一个未婚女士走在一起有可能持久地发展下去吗？会被社会接纳吗？

三、通过咨询以后，应该尽早结束这场不应该发展下去的、不被道德接受的关系。

四、冷静处理两人间的矛盾、纠葛。

五、尽早回到一般朋友的位置上。

六、继续接受心理咨询，以改变情绪和心态。

知识链接：

什么是性冲动？有的心理学家认为，性冲动占优势的成分是"有我的"或是"为我的"，它是生理欲望发展到极致时所有动物都会有的一种行为。

什么是恋爱？有的心理学家认为，恋爱是"无我的"和"利他的"感情冲动，它是只存在于人与人之间的一种理性的行为。

在我们的生活中，恋爱以理性的利他为主，同时也有利我的成分，纯粹的利他是不存在的。因此，恋爱是一种人与人之间为了组成家庭、繁衍后代、共同生活的行为。恋爱具有：

1. 生理上的冲动。
2. 对恋爱对象的美的感受。
3. 两人亲密交往。
4. 互相尊敬、仰慕。
5. 受到周围人们的认同。
6. 恋爱中的人都自尊、自信。
7. 相互有依靠的感觉。
8. 恋人间的亲密行为，不同于与周围人的关系。
9. 恋人之间的激情与性爱的情绪。
10. 恋人间的交往既符合法律，也符合社会的道德要求。

如果恋爱仅仅从单方面的感受出发，那和动物的性冲动类似。作为一个健康的、理性的人的恋爱，应从利他出发，并受社会法律、道德的约束。

后记：

两周以后，强子又赴上海进行了一次咨询。咨询师给他的建议是尽早结束那段婚外恋，回归正常的家庭生活，在此基础上再接受两三次的心理咨询。他当时答应了，但过后一直推说忙而没有再继续下去。

一月以后电话联系杏子，她说现在想清楚了和强子是不可能长久的，长痛不如短痛，趁年轻再寻找合适的终身伴侣。

从咨询角度看两人以后可能再走上和以前同样的路，主要是心理问题没有得到有效的舒解。

第四章 社会心理篇

以下这些案例发生在上海，反映了当时社会上，特别是在青少年中存在的一些带有普遍性的现象。为此《上海青年报》的编辑、记者多次采访作者，作者根据心理学的原理作了一点简要的分析。

这些分析仅代表作者个人的观点。

"伤不起"的你今天"有木有"咆哮?

摘自 2011 年 3 月 11 日《上海青年报》陈臻报道

"学日语的你们伤不起啊!""最伤不起的是做公关的女子!"近日,微博、豆瓣等网络平台上掀起了一股"伤不起"风潮,许多在校学生、年轻白领都用类似以上的标题发帖,诉说自己的专业或工作中,外人难以知晓和理解的辛酸。其实,他们并不是真的脆弱到"伤不起",而是在用一种独特的"咆哮体"发泄心中的不满。

咆哮体最早起源于豆瓣网,灵感来自有"咆哮帝"之称的马景涛。最早只是将句子中的标点符号全部改为感叹号,后来逐渐出现在句末加上"有木有"(网络用语:意为有没有)的反问句式。此次"咆哮体"风潮源于人人网上一篇名为"学法语的人你伤不起啊!"的帖子,作者称,两年前选修了法语,从此"就踏上了不归路"。"76不念七十六啊!念六十加十六啊!""所有名词都分男女啊!胡子是女的啊!头发是男的啊!"法语的语言习惯和汉语相差太多,导致他"原先以为法语是世界上最优美语言"的幻想彻底破裂。

据悉,"学法语的人你伤不起啊!"马上被疯狂转载,网友们还结合亲身经历,发出一声声属于自己的"咆哮",甚至旁人羡慕的职业白领也大叹苦经：英语口译行业看似"日进斗金"，但"氨基酸葡萄糖新陈代谢化纤工业的单词都要认识"，公关女看似"妆容精巧气质高雅"，其实是"面黄肌瘦不修边幅"，"每天下午6点以后工作才刚刚开始"。别看有着前途似锦的专业或是光鲜亮丽的工作，实际是"家家有本难念的经"，每个人都早已被"伤得不轻"。

心理专家：
"咆哮"是种宣泄

"咆哮体表面看起来很不理智，其实，包含了年轻人一种合理的诉求。"华东师范大学心理咨询中心资深心理专家刘新民认为：现在的年轻人，工作学习压力比起以前都要大很多，经常会碰到自己难以解决的问题，"实际上，现在并没有一个给年轻人宣泄负面情绪的口子，在微博上咆哮，正好符合他们心理上的需求。"刘新民说，对于这种合理的情感宣泄，大家应该给予包容，而"咆哮体"的作者们也要注意，不要将事情讲得过于极端，"他们激动完了，自然就会将问题娓娓道来。"

知识链接：

心理学家认为：当一个人压抑了自己的愤怒，就一定要想办法为他寻找一个排解愤怒的出口，让他的愤怒有一个机会宣泄出来。一些偏激的言行，帮助人们释放了愤怒，通过言语转移了冲突的方式，避免将愤怒直接针对那个造成这个人愤怒的对象身上。

宣泄是一种排解愤怒的有效的方法。宣泄的方法很多，如：可以一个人到郊外无人的地方大声咆哮一番，排解积压在心头的不快；可以一个人找个地方去痛哭一场，使心中的压抑畅快淋漓地随泪水流走；可以用充气的塑料棒击打人物模型以解心头之气；可以安安静静地睡上一觉，让睡眠赶走心头郁闷；可以给自己一个外出旅游的安排，让大自然为自己的心灵增添更多的氧分……

宣泄的过程一般不应该影响自己周围人的正常生活，宣泄的方法不应对周围的环境造成毁坏。

网络上的咆哮体文章是一种网络时代特有的宣泄口子，也是网络时代的新的宣泄方法，无可厚非，但也不能操之过度。

90后玩命学诗词歌赋
只为争当网游"后宫妃子"

摘自 2010 年 4 月 1 日《上海青年报》陈轶珺报道

每天向"皇帝"、"皇后"请安能加分、会创作宫怨诗可以升级、众多"秀女"争当"皇后"……这并不是古装电视剧里的情节,而是时下最流行的网络"后宫游戏"。目前,各类以宫殿命名的"后宫游戏"有上百款之多,截至昨日 17 时,仅"宁清宫"就有游戏参与者 368 人,主题 1 232 个,一共有 47 728 篇各类帖子。

本报记者暗访发现:沉迷此类游戏的多为 90 后,其中一些人表示自己深受清宫戏影响,想从中体验高贵的感觉;而另一些人为了升级当"皇后",潜心学习传统文学、诗词歌赋,不禁让家长们喜忧参半。

记者暗访:
初次"进宫":不说"皇上吉祥"立马遭踢

在百度里搜索了若干后宫群号,记者发现大多数后宫游戏因为群内人数满员,拒绝新成员加入。上周六,记者经过一日的等待,终于潜入其中一款"后宫游戏"。"臣妾给皇上请安,皇上吉祥！""爱妃免礼！"一"进宫"，就看到以往只在影视作品、文学作品中才会出现的对白。成员中有宫女、秀女、御前侍卫，甚至太医，俨然一副皇宫景象。初来乍到者需要立刻接受严格的教育，其中发帖的称谓尤其繁琐，比如"秀女"之间以姐妹互称，"妃子"遇到高级者如"太后"、"太妃"，要自称"嫔妾"等。

记者发现，后宫游戏的核心就是"升级"，以主要设置妃嫔为例，一般最低级的宫女，要通过少则近十个，多则数十个的级别才能升级到"皇后"。而升级的主要手段为获取加分，也就是游戏管理者"皇帝"、"皇后"的嘉奖。让人惊讶的是，游戏的规矩不仅规定要连续四五日向"皇帝"、"皇后"请安才能加分，还有"侍寝三次者、加十分"的要求。

第一次加入，记者并没有摸清"宫中"的规矩。进去之后，记者没有说任何话，只是发了一个鼓掌的表情，就立马被踢出来。

再次"进宫"：凭写诗作文划分"妃嫔等级"

过了一天，在更换网名后，记者再次"进宫"，未免被再一次踢出"宫外"，记者不敢出声。经过他人指点，记者首先来到群论坛里"学规矩"。在群论坛的帖子中，记者看到详细的"妃嫔等级制度"，从无品的秀女到正一品皇后，共有近30个级别。还有20余条规矩，诸如"妃嫔每日若能来宫中，应到皇上、皇后及比自己级别高的妃嫔处请安"。后宫妃嫔犯错，轻则由皇帝给予惩罚或降级，严重者可由皇帝打入冷宫，并有"皇帝"颁发的各种"圣旨"，如："上谕：一月七日晚，舞涓芯儿于朕驾前，公然出言不逊，顶撞上位，恣意扰乱后宫，其言行与其身份甚为不符！着即：赐舞涓芯儿，三尺白绫一条，令其悬梁自缢！钦此！荣庆元年一月十日晨。"

除了请安、服侍外，还可以通过考试升级，具体为"皇帝"、"皇后"出题，考试的内容包括习作宫怨诗、妃嫔争斗招数、朝廷知识问答等。

比如，物志篇：以花自喻，或者以茶自喻；诗：以宫怨为题材，作诗一首；续文：殿选之上，帝赏茶于众秀女，帝却故意将茶落于地上，众秀女皆惊，你身为待选秀女之中一名，以此为背景，续一场文；应变：如果你是新进宫的秀女，一日于花园游玩，发现与华妃撞衫，她趁机冷言冷语，汝如何应变？阐释：解释自己的名字，体裁不限。这些问题只要正确回答，也可以加分。很多玩家正是为了应付考试，获得加分，才恶补诗词歌赋。

荒唐一幕：众网友恭迎"皇上"QQ群"选秀"

在此群待了半天，记者没见"皇上"露面，后来得知"皇上"在分群"选秀"，于是记者又马上转到分群。在分群，记者终于见识了一次"皇上选秀"的威武场面，在该QQ群上"皇帝"一出现，马上一片"请安"声，在皇帝一句"消音"的命令后所有人马上停止发言。

"选秀"开始了，这次"皇上"决定用写作来衡量"秀女"的等级。要求秀女们用华丽的词藻从年龄、家世、姓名、才艺和服装这五个方面做自我介绍。"秀女"们一个一个展现才艺，其中一位"琴棋书画舞略懂一二"、自称是"内廷侍读之女"的"沐若熙秀女"被选中，马上升至从八品，并赐名"魅"；而另一名自称有电脑才艺的"秀女"则遭到了"皇上"的质疑："古代有电脑吗？"此后，"皇上"不再搭理此名"秀女"。

"选秀"结束，"公主"和"皇上"一同起驾，"众婢女"恭送之，荒唐一幕这才结束。

玩家心声：
"秀女"为何沉迷："我就想体验被人服侍的感觉"

没有制作精美的动画场景及音乐音效，也缺少引人入毂的故事情节，这种在很多游戏玩家眼里甚至无法称之为游戏的游戏，为何会让如此多的90后女孩沉醉其中？百度贴吧的调查显示，超过七成网友对于"后宫游戏"的流行表示不理解。"90后也太无聊了，而且从小就学得这么勾心斗角，以后还有哪个敢和他们接触，请社会跳过他们。"网友"过客007"认为，"后宫群"只不过在满足90后的自我膨胀心态，因为所有东西都是群主（所谓的皇帝）一人说了算。许多网友觉得"后宫游戏"的玩家有违正常心态。

面对成年人对"后宫游戏"的质疑声，很多90后无法理解。"'后宫游戏'只是一个虚拟的世界，仅仅是一种文字游戏加角色扮演，是一个可以放松心情的世界，没必要令大家如此抵触。况且我们通过这个来修炼自身素质，和别人无关。""后宫游戏"的支持者莫莫在"夜倾情宫"里是一名正三品秀女，今年17岁。她认为所谓的宫斗并没有恶意，如此创意值得推崇。"宫斗也需要智慧和文笔，你对清史不了解，说不定进去不到5分钟就会被赶出群。相反，你想要在里面待下来就必须加强自己的文化历史知识，而且所作诗词必须是原创，也算是对能力的锻炼。"

"以前在看宫廷戏时，就对那些妃子、皇后感兴趣，觉得她们很高贵。"而接触到游戏后，"高贵"成了最直接的体验，"从皇后到宫女，一共有九级，最下级的宫女最没有地位，而且还要服侍人，只有升级了才有人服侍自己。""宁清宫"的玩家小琴陶醉于游戏中"飞上枝头"的成就感。

"皇上"建"宫"初衷："年轻人不该忘记古文的魅力"

在一名"秀女"的引荐下，记者联系上了"夜倾情宫"的宫主小皖。小皖今年才15岁，热爱文言文，喜欢诗词歌赋，温庭筠的文字是大爱。她的文学功底让"宫"里的人佩服，小皖说这是"书"的功劳，尤其是文史类的书籍。"我见到可读性强的书，不看价钱，马上购买！"

谈到"后宫游戏"的风靡，小皖说："如今的很多'宫'粗制滥造，完全违背了大家制作这一游戏的初衷。我们一直强调'宫斗'时的文字必须原创，但新起的'后宫'中抄袭风弥漫。"

"其实我不是很想做'皇帝'，我非常喜欢成员们吟诗作词！我认为年轻人不应该丢掉古典诗词，不应该忘记诗词歌赋的魅力！所以，只要有成员原创诗词，我都会给予鼓励！"

"'皇帝'其实不好当。"建"宫"的过程，小皖用"艰辛"两字来形容。"要考虑很多问题。比如撰写这'妃嫔等级'时，我查阅了大量网络和史书中的历代后妃资料。刚建'宫'时，几乎每天要'拟诏书'、整理成员们的诗词作品到深夜。"

"宫斗"在旁观者眼中是勾心斗角的戏码，可在"夜倾情宫"中的每一个成员中却是乐趣，而且并不是所有人都能随意享受的"乐趣"。小皖说，在"夜倾情宫"，"宫规"是严格的，筛选是严谨的。群里大多数是学生，但也有个别成年白领，这种角色扮演让大家在紧张工作学习中感觉很放松，也能为以后从事文学创作打基础。"我绝对不允许随意入群，破坏了规矩。"

一位母亲的困惑：
初中女儿为网游刻苦学习古诗词

"原本只能在影视剧中看到的妃嫔争斗场景，居然在一个名为

'宁清宫'的网络'后宫游戏'中常见，而且女儿身在其中，乐此不疲。"

近日，一位焦急的母亲在网上发帖求助，她困惑和担忧的正是时下在90后女孩中很流行的"后宫游戏"。"差不多有半年时间，今年读初二的女儿突然时不时地会问我一些古典文学问题，并尝试着动笔写一些小诗。我感到非常意外，因为女儿原本对语文毫无兴趣，特别是古文，每次背书都叫苦连天。本来以为女儿突然喜欢上了传统文学，是因为上网受到了良好的影响，我也为此感到非常高兴。后来才知道，她是为了从'贵人'升级做'妃子'才去做的功课！"

要不是偶尔在女儿的电脑中发现了"后宫游戏"的页面，王女士至今还被蒙在鼓里。

王女士介绍道："这种游戏很具有隐蔽性，由于没有任何画面，只是纯文字游戏，所以根本没引起我的警惕，我一直以为她是在网上与同学讨论古文。据女儿说，她刚开始玩游戏时，只是个'侍女'。如今的目标却是升级做'贵妃'，去伺候虚拟游戏中那个不可一世的'皇上'。而且伺候'皇上'是全方位，甚至包括就寝、生孩子，这些内容对于90后女孩是不是合适呢？"

让王女士稍微安心的是，"就寝"、"生孩子"只是虚拟内容，并没有实际的现实举动。而且不可否认的是，为了升级，女儿自学了不少古诗词和历史知识。另外王女士发现，女儿在待人接物方面也学会了礼让三分。对此王女士感到十分困惑："女儿爱读书，增加修养，是我一直希望达到的教育目的。但她竟然是因为网游而去学习的，并且网络游戏中不可避免地存在着不少负面因素，这又让我感到担心。究竟是诗词歌赋本身吸引女儿，还是孩子仅仅是为了玩游戏而被动地去学？"

反思：
激发孩子学习兴趣，家、校为何不如网游？

在网络这样的虚拟世界里争着做"皇后"、当"贵妃"，华东师范大学心理咨询中心特聘资深专家刘新民对此表示担忧。他认为，在荧屏上大肆热播的清宫戏已经给孩子造成了很不好的影响，"后宫游戏"的火爆即是表现形式之一。

寄情网络虚拟角色宣泄情感

刘新民表示：如今银幕、荧屏和其他文学作品成了皇帝的汇聚之地，宣扬皇帝富贵极致、皇权至高无上，再加上无所不在的以皇家设施为名义的广告铺天盖地，"'后宫游戏'的出现，正是孩子们通过对影视剧的模仿，将他们自己对世界的观察本能地表达出来，他们爱幻想，可能会做出一些不切合实际的事情。但他们也非常敏感，在网络中建立QQ群或贴吧，是希望借此作为自我表达的平台"。

在采访中，记者发现，"后宫游戏"的玩家大多推崇古代宫廷影视作品和时下颇受青少年青睐的以"穿越"为题材的小说。对此，刘新民说："90后的孩子越发早熟，他们所处的这个社会是逐渐开放的，我们应该尊重他们的个人意志表达。在整个发育过程中，他们或多或少会遭遇潜在的性格压抑，这些玩'后宫群'的青少年正是试图通过这一途径来进行情绪宣泄，从中获取一定的快感，以此满足内心的自我膨胀。"

此外，刘新民补充道："有些90后的孩子征服欲、占有欲很强，缺乏自我认同感，'后宫群'也为他们这种性格特点提供了展示之地。这批孩子的普遍特点就是运动量小、沉迷网络，有时遇到不能实现或者是不开心的事，第一时间不是找现实生活中的人倾诉，而是选择将情绪寄托于网络虚拟的角色中。"

教育孩子，用他喜欢的方式。

针对"后宫游戏"的风靡，刘新民认为不应"一刀切"地禁止，而是应该因势利导。"那么多玩家会为了'后宫游戏'而去自学古典文学，就说明他们在游戏中发现自己的知识存在不足。不管寻求知识的目的是为何，只要有寻求的行为，肯定能够掌握新的知识。时代在变化，90后一代有他们自身的特点，比如他们比他们的父辈更容易受到网络的影响，那么我们何不利用网络工具，给他们正面的引导？"

刘新民也认为，"后宫游戏"的流行也恰恰暴露出相关部门的缺席。"教育管理部门、学校甚至家长都应该思考，为什么如此简单的一款纯文字游戏能够吸引孩子？为什么家长和老师三令五申都达不到的学习效果，一款网络游戏就能够让孩子乖乖地去学习如此艰深的传统文学？问题的关键就是怎么引导，用孩子能接受的方式教育孩子，只要方式正确、渠道对路，即使是很多枯燥无味的知识，孩子们也能学得有滋有味，从被动学变为主动学。"

知识链接：

我们是生活在群体之中的，在全世界由70多亿个个体组成，包括200多个国家和地区，400万个社区和组织，2 000多万个各类经济体，还有成亿的各类正式和非正式的群体。

有的心理学家认为群体是两个或更多的个体互动或互相影响的人的结合。也有心理学家认为，群体成员把自己群体中的人看成是"我们"而不是"他们"。

有心理学家做过一个实验，当被试者在做一些简单的活动时，如果有人关注他（她）们，他（她）们的优势会被唤起，他（她）们的优势反应会得到极大的提高，他（她）们的成绩会比没人关注时更好。但在做复杂的事情时他（她）的优势会减弱。

网络交流给群体沟通营造了极大的便利，现在的青少年每周的上网时间不会少于10个小时，网络上有无法统计的各种群体，他们通过网络语言，互相寻求到相同兴趣的人，网络沟通便使有相同兴趣的人们结集起来，并且通过协同组成游戏群体，开展各种活动。

但是，个人在全体活动中也会有失去自我独立的感觉，因为在群体中个体能够做到单独一个人无法做到的事情，在此种状态下，个人会弱化自我意识，群体会强化"我们"的观点。

虽然群体在社会生活中有许多积极的作用，但是群体在成长过程中也会产生许多消极的甚至是反面的作用。在群体中因为人多，会互相比较，从而出现懈怠现象。当出现困难和危机时，群体往往会用"危险转移"的方法，做出相对冒险的决策。有时群体的决策还会走向极端化。

毕业生BBS上集体挂牌觅友
多数学生不在意成功率

摘自2009年5月21日《上海青年报》朱莹、罗水元报道

"毕业游归来,我们挂牌啦!"

"神秘专业PFC毕业隆重挂牌!"

……毕业在即,各大高校的BBS上刮起了一阵"挂牌觅友"之风,而在复旦大学BBS上,更是以专业或者学院为单位,"有组织有纪律地"发起一波波集体挂牌,声势浩大,吸引了高点击率。

所谓"挂牌",是指在BBS上发帖征友,帖子里通常要包括自我介绍、照片、注明自己希望对方具有哪些条件和品质。今年,"团挂"这一做法被演绎成了毕业大餐中不可或缺的一道,而大部分参加"团挂"的学生都会认可这样的初衷——"为了完整大学生活"。

登录复旦大学日月光华BBS的"Single"版,"毕业团挂"已然成了版面上出现频率最高的关键词,记者检索后发现,短短一周内,BBS上已经冒出了6个"团挂帖",涵盖了新闻、国关、物理等诸多学院,几乎每一个"团挂"帖都能登上BBS当日十大热门话题。

"公元2009年某日,正值人间四月天,日月光华山〇五物理县一众善男信女聚集一堂,热闹非凡。众人商议,欲促成一桩妙事

以聊慰临别之惆怅，不枉青春芳华……众人遂择良辰吉日，相约5月19日，以取0519之意，于single堂拜佛烧香，行挂牌之礼，或寻姻缘，或秀王道，或打酱油，不一而足。"昨天凌晨，物理系在BBS发出一则"团挂预告帖"，组织者用诙谐的语调拉开"团挂"序幕，立刻吸引了很多同学热烈顶帖，呼唤"团挂"的正式登场。

记者观察发现，从5月初起，"毕业团挂"一波未完一波又起，BBS相关板块的点击率也随之猛增，"观众"们热烈捧场的同时也有些抱怨的声音，"到处都是毕业团挂，太水了，没诚意。"日月光华BBS的Single版版主knicksny也认为"毕业团挂"的形式意义更大，"很多人就是想完整一下大学生活，不是很认真，大家觉得好玩而已"。

心态一：毕业秀110人"团挂"酝酿好几年

与以往个人单独挂牌不同，"团挂"通常一帖里要容纳数十人甚至更多，由此，"团挂帖"中个人的自我介绍一般都比较简单，择偶标准也不会很细致，比起纯粹的征友，"毕业团挂"更像一场"晒自己"的毕业秀。记者采访发现，如果是自己学院的挂牌帖，即使不参加，学生们也会被组织者号召去顶帖造声势。

名为"0517毕业团挂"的系列帖子是这两天BBS最热门的话题，作为国关学院"团挂"的组织者，小朱回忆道："团挂的想法其实酝酿了好几年了，'五一'时正式行动，广而告之，两周内收集完了所有的照片和文案。"

虽然为"团挂"消得人憔悴，小朱还是很满意此次"团挂"的效果，连续几天，110名国关学院帅哥美女的照片着实好好"秀"了一把国关学院的风采，"团挂就是毕业活动的一环，还可以为其他集体活动造声势，如果大家能趁此机会觅得良缘当然更完美啦。"

心态二：自娱自乐"宅女挂"只是留念方式

"为了完整大学生活，我挂了！"这两天，复旦广告专业的小邱将自己MSN的签名档改成了"挂牌宣言"。上周五，她和一群学院里的好友一起毕业挂牌，"因为大家都是宅女，所以我们的毕业团挂就是'宅女挂'！"

"毕业宅女挂"的组织者小顾回忆起挂牌初衷，"这几天BBS的'毕业团挂'很火，所以我也想把身边的'剩女'集合起来团挂。"主意打定，小顾便着手收集照片，询问大家各自的要求，为挂牌者撰写自我介绍等等，一直忙碌到深夜终于大功告成，"虽然很累，不过很有成就感。"

"我自己并不相信能以这样的方式寻找到爱情，纯粹将毕业挂看做一种毕业纪念吧，当然，多交点朋友也不错。"和小邱一样，很多参与"毕业团挂"的学生并没有对挂牌成功有太多的期待，"毕竟只有最后一个多月了，谈场恋爱的可能性太低了。"对不少参与"团挂"的学生而言，他们更多地将"毕业挂"视为一次自娱自乐的留念方式。

与此相对应，网友们在浏览"毕业团挂帖"时也大多是"看热闹"。"看这些帖子的目的就是欣赏一下众多帅哥美女。""也许有些挂牌的人自己挺欣赏的，但'团挂'总让人觉得诚意不足，就不摘牌了。"几位接受采访的毕业生告诉记者。

参与过"团挂"活动的小周对此感同身受，他感慨道："如果真心想通过BBS寻找到意中人，还是单独发帖吧。"

心态三：觅真爱希望赶上"黄昏恋"

"大学四年没有恋爱，一直觉得是一件很遗憾的事情，如果能在毕业时收获一份不是很美好么？"不同于很多人纯粹"立此存照"

的想法，复旦中文系的大四学生小严很期待"毕业团挂"。因为个性比较害羞内向，温柔乖巧的小严一直没能在大学里找到自己向往的爱情，"其实我想要的很简单，只想找到一个投契的他，两个人相依相伴，一起逛逛街，看看夕阳……"

小严不是没有想过"挂牌"，但发帖征友对她而言实在有些"放不下面子"，所以四年里虽然好友也怂恿过，小严并没有动心，"团挂的话比较低调，也不会不好意思。"工作已经找到，论文也在收尾阶段，生活悠闲的小严笑道，"现在要赶紧把4年里想做而没有做的事情弥补了，最好能赶上'黄昏恋'吧。"

不过，像小严一样抱着"认真谈场恋爱"的心态而选择加入"毕业团挂"行列的还只是少数。新闻专业的小王告诉记者，自己对"校园恋人"情有独钟，"社会太复杂了，白领交友也难，还是学校里的同学知根知底。"对于"挂牌"之后究竟能否收获爱情，小王也很洒脱，"一切随缘吧。"

各方观点：
家长张阿姨

我女儿最近就参加了"团挂"，回家给我普及了一下常识，我觉得这种方式很好，可以扩大自己的交友圈和择偶渠道，毕竟在校园里"挂牌"不像在一些婚介机构征婚，需要非常谨慎地去搞清楚对方是不是骗子之类。即使把这个活动当作一个锻炼自己交友能力的机会也不错。

学姐徐小姐

我们读大学的时候不流行网上"挂牌"，本来上BBS的人也不多，在我们这个女生多男生少的学校里单身贵族很多，大家交友的方式很传统，比如参加社团、学校活动或者和别的专业联谊，没有想过在网上发帖征友。现在的毕业生比起我们心态肯定更年轻也更时尚了，"挂牌"也是需要勇气的，虽然我本人不看好网络征友的成功率，不过抓紧大学最后时光谈场恋爱挺好的。

专家刘新民

"当个体的力量不够解决问题时，大家转而依靠群体力量。"在华师大心理咨询专家刘新民眼中，"毕业团挂"背后折射出毕业生们面对社会的无力，"他们有很多烦恼，比如寻找工作和恋人，当他们寻求不到其他解决方式时本能地和身边的同学并肩作战，起码可以互相慰藉。"刘新民认为，很多学生以游戏的心态把自己"挂"在互联网上时，其实是因内心深处对很多无法解决的问题感到无措，归根结底，还是"我们的学校、家庭、社会没有教会学生如何在社会上生存，如何成家立业"。

> **知识链接：**
>
> 一个人的行为如何以团体的集体行为作为背景，对整个社会或社会上的某个人产生影响，这个心理学的问题早在19世纪末已经由现代心理学家给予深入的研究。这就是心理学上的团体动力问题。
>
> 初期的研究认为团体动力对社会有促进作用。到了19世纪60年代，心理学家经过实验分析，团体动力具有观众效应，即观众在场和不在场对团体成员的成绩优劣有很大的作用。团体动力还具有协同效应，即当观众一同参与时对团体内成员的

成绩有提高的作用。团体动力更具有观众效应和协同效应的唤起作用。唤起作用具有增强团体内成员优势的作用。

团体动力在现代社会中有其积极的作用，但也有其消极作用。当团体内的某个有主导作用的成员有偏差的想法在团体中成为共识，那么这种偏差会在社会现实中变成一些灾难性的事实。

20多年前，人们赖以联络的是电话交往等直接联系的手段，而当互联网发展起来以后，人与人之间的联系很多是通过鼠标和键盘，是虚拟间接的联络手段。

团体动力在互联网时代是飞速发展、高速直接的，所以团体动力的扩散是飞速的，其影响也是不可估量的。

家长培养孩子不差钱

摘自 2011 年 8 月 26 日《上海青年报》章涵意报道

下周,学生们就要开学了,这意味着两个月的暑假生活就要结束了。在这两个月的时间里,记者走访沪上多家培训机构的暑假班,对孩子们的暑假生活进行了调查。对于幼儿园小班的孩子们而言,这是他们人生中的第一个暑假,但大多数孩子的假期却被耗费在各种各样的兴趣班里。更让人瞠目的是,两个月的暑期班花掉的钱,几乎等同于一个普通大学生一两年的学费。而这场博弈,不只是孩子们的比拼,更是一场家长之间的心理较量。

家长热衷幼儿暑假班,不问价!

今年 6 月 13 日,距离暑假开始还有将近半个月的时间,在沪上某教育论坛里,一群家长就已经开始为孩子们筹谋起了这样一个问题:"女儿开学要上中班,今年暑假想给她报班了,妈妈们有什么好提议?"

这个发布在 4—6 岁幼儿家长讨论专区的帖子后面回复虽然不多,但是,几乎所有回复的家长都已经准备为孩子报读至少 2—3 个兴趣班。绘画、舞蹈、英语等几项是最受追捧的科目。"我们读的是公立幼儿园,所以没有兴趣班,英语也只学了26个字母,中文字就我自己在家里教她。上学期只是在单位附近报了个绘画班,一边画画一边训练动手能力,觉得还不错。马上要放暑假了,想给她学点其他什么东西,差不多大的孩子的妈妈们现在给孩子学些什么啊?""有资源的大家一起共享啊!"

在讨论区里,记者找到了一位家长"晒"出来的暑假课程表。这份某电影学院艺术夏令营的暑期课程表上显示,夏令营从7月10日起正式开营,到8月4日结束,每周两天,包括儿歌、形体、语言、绘画等科目,还有一次高尔夫体验和电影厂参观,总计10天活动和一次总结汇报演出,费用为1 800元,平均每天的费用180元。

记者搜索多个育儿论坛,却鲜有看到对幼儿暑假班的报价进行热议的帖子,对于暑期班的讨论,家长们显然更在乎师资、教学内容和教学质量等信息。

一个暑假上了7个班,不算多?

"这个暑假,我女儿上了7个不同的兴趣班。"网友"轻涛夜舞"的女儿今年4岁,开学要升入幼儿园中班,而孩子的第一个暑假,却被安排得满满当当,丝毫看不出放假的感觉。

"轻涛夜舞"告诉记者,周一、周三、周五上午是钢琴课,中午回家休息会儿,下午出门去上游泳课。作为全职妈妈的"轻涛夜舞"开着车送女儿去上课,在教室外面等上一个多小时,再接孩子回家。而一个星期剩下的4天,她还要陪着孩子学习舞蹈、围棋、英语、拼音和绘画课程。"还好啦,报班比我们多、比我们辛苦的家长和孩子多的是!一起学琴的一个小姑娘今年开学才上小班就已经报班了,我们这还不算啥。一个暑假7个兴趣班也不算多吧。"据她所说,这7个兴趣班里有些是去年女儿从上小班的时候就开始上的课，陆陆续续不断扩充、延续到了暑假。

对于看起来有些"散乱"的兴趣班，"轻涛夜舞"解释说，有些技能至少要学上三四年才能看出来天赋，才能"定向培养"。所以，趁现在学习没什么压力，先打个基础，"重要的是坚持，这样以后学起来不会觉得累。其实，我们报这些都是为了下半年做准备呢。到12月够年纪可以考中福会的兴趣班了。"

最近，孩子学舞蹈的培训机构传出了招募音乐剧小演员的消息，"也不知道是真是假。"暑假还没过完，"轻涛夜舞"又替女儿蠢蠢欲动起来。

报班前家长多方打探，下血本！

舞蹈900元/3个月，画画1 300元/3个月，钢琴100元/1周，英语7 070元/年，游泳680元/3个月，拼音1 300元/3个月，围棋最便宜，320元/3个月。"轻涛夜舞"——报出了7个兴趣班的价格，合算下来，两个月光是学费就花了近7 000元。"一个月接送孩子上下课的汽油费大约1 200元吧。"再算上带孩子出去开销的餐饮费用，一个暑假下来，仅是上兴趣班就要10 000元左右的开销。对她来说，钱根本不重要，这些班级都经过了一番严格筛选和精心比较。

"轻涛夜舞"告诉记者，对于英语班，她会在教育网站上"海搜"，再结合身边家长们的意见和口碑，带着孩子一一去试听，最后决定挑选在家长中认可度高、自己又觉得放心的机构报读。

10 000元，大抵相当于目前一个大学生一两年的学费，对于一个幼儿园小班的孩子来说，却只是一个暑假的价钱。这笔不菲的花费让家长和孩子收获的回馈，对"轻涛夜舞"来说，是学会了五六百个汉字，1到100的阿拉伯数字，认识了时间和钱，学会了10以内的加减法，"最重要的是开始学着讲故事了，会讲不少安徒生童话，收获很大！"这位妈妈的口气里充满了欣慰。

记者调查：
"报班多"怕孩子输在起跑线上

　　并不是每个孩子都如此享受高昂价格换来的忙碌暑假。7月的某个周四傍晚，记者来到位于延安西路上的某市级少年宫，大批孩子在爸爸妈妈或者是爷爷奶奶的带领下走进了近十间教室，学习绘画、围棋等课程。"白天上英语，晚上来画画。一节课100元左右。"而在电梯口，一个4岁大的小男孩吵着要回家，他的妈妈拽着他的手往教室里拉。"老师今天特地打电话来让你上课，你不是答应了吗？怎么到了教室门口又想回家呢？""我不要画画！"男孩在一群家长和老师的围观下哭得声嘶力竭。"画画已经交了钱了呀，不学怎么行！"为难之际，妈妈牵着满脸泪水的男孩，往教室里拽。

　　教室里，孩子们跟着老师，握着画笔，或许心里想着家里的游戏机。教室外，家长们或是闲聊，或是看报，坐在休息室里消磨着等待的时光。

　　8月某个周六下午，长寿路上一家针对2到7岁儿童开办的"美术式思维课程"教育机构里，教室外面有好多等候的家长。"我的孩子开学才上小班，这个绘画课程比较简单，也就是培养一下动手能力。1年1万元，按上课次数计费。暑假的时候，这里还开了陶艺班，也让她学了。"许女士说，身边同龄孩子的家长分为两个类型，"一种是早早地就让孩子学算术，学钢琴，学英语，学围棋，赢在起跑线上。另一种像我这样，只要孩子开心就好，动手课程开发思维，学起来没压力，也不求女儿画画有多好，孩子还不至于反感。"但是，许女士也坦言，这样的"放松教育"不知道能够坚持多久。"等孩子上了学以后，家长们聚在一起讨论，别人家的孩子学这学那，你也不得不让自己的孩子跟着学起来。"

记者调查发现，家长们与其说是"跟风"报班，不如说是出于重重压力，才"被迫"把孩子们送进了各式各样的兴趣班。家长李女士的孩子在沪上一所示范性幼儿园上小小班，孩子正式上学才一年的时间，自己敏感的心理却已经屡屡受到冲击。"别的家长告诉我，给孩子报了积木班、英语班、小鼓班……才3岁半的孩子啊！"李女士意识到自己后知后觉，"是不是给孩子培养得太晚了？"更让李女士备受刺激的是，那位家长接着透露，另一个小朋友还学起了数学，"问我们要不要一起学。现在的家长都是这样，看到别人家孩子报班，就赶忙给自己的小孩儿也报一个，就怕因为自己的投入不够让孩子落后。别的小朋友上台表演、参加比赛，得到表扬，我们家孩子没有，她心理就不舒服啦，我也跟着有压力。"就这样，李女士只能硬着头皮和几位家长"组团"报名了兴趣班。

专家说法：
不恰当的强迫发展会伤了孩子

华东师范大学心理咨询中心特聘资深专家刘新民提起了前几天媒体报道的西安某奥数班将孩子关在小黑屋里上课，孩子从窗口向外飞出纸飞机求救的事例。"家长们不希望孩子输在起跑线上，希望用培训和课外辅导让孩子将来的生活更好一点。"刘新民觉得，畸形的社会导向"忽悠"了家长，使得家长"倒逼"孩子学这学那。"让孩子不要输在起跑线上，这样的观点本身没有错，但是应该怎样做呢？孩子在学习自己感兴趣的事情上才会专一，家长逼迫之下或许会有好成绩，却未必能够坚持。爱好是需要长期发展的。在1到6岁的年纪，最应该培养孩子的兴趣。家长们与其逼着孩子上兴趣班，不如多花点时间了解孩子的兴趣到底在哪里，让孩子们真正做一些符合性格的事情。否则，只会让家长白辛苦，也浪费了孩子的青春。"

此外，刘新民还提出，目前很多家长会以成功的案例为模板，企图在自己的孩子身上复制这种成功。"但是像郎朗或者丁俊晖这样成才的范例显然都不具有普遍性。家长们看不到，这背后失败的案例或许有 99%。过分宣扬这种个例的成功使得家长的心态进入了误区。"不恰当的强迫发展更可能让家长们得不偿失，引发孩子产生其他心理问题。

知识链接：

不让孩子输在起跑线上是当今中国父母们普遍的观点。为此他们不惜化上金钱，花上时间和精力，去培养他们的孩子。父母的良苦用心，会有怎样的结果呢？会对孩子的心理产生怎样的作用呢？恐怕这一点许多家长是不会去考虑的。

我们现在看到几乎每个大中城市都在办奥数班，参加的小朋友可以说是成千上万，但是最终有没有培养出几位影响世界的数学大师呢？至少奥数培养的数十年里，还未见到这样的人才产生。我们的物理竞赛班、化学竞赛班的结果也是这样，办得很热闹，收费也不菲，但未见一位大师身影，这里的症结在哪里？！

一个孩子在成长过程中有其必然的生理需求和社会需求。我们的家长们可能很少去考虑孩子是怎样想的，或者说家长根本不会去问一问孩子的需求。所以现在的青年人的许多行为与家长们在孩子幼年时的培养方式有密切的关系。

有的心理学家认为，到目前为止，所有传统的教育孩子的方式就是培养出这样的成人：他们在自己个人生活中，竭力诅咒自己最深层的真实感情，然后自动地利用群体形式把对这些感情的谴责投射到其他个人和群体之中去。

我们现在的育儿方式是父母用权威和自我感受去左右孩子的需要。孩子在家庭中是弱者，他们不能根据自己的爱好和兴趣去决定和选择。有的心理学家认为，这样的育儿方式是对孩子天性的伤害和虐待。但是我们的家长们却会很认真地说：这是为了孩子将来有出息。

尊重孩子，如同遵守交通规则一样。不遵守交通规则是要车毁人亡的，而不尊重孩子的需要也会家毁人散的，后果同样严重和致命。

在这里作者推荐一本有关儿童教育的书，该书作者为瑞士籍世界著名儿童心理学家爱丽丝·米勒（Alice Miller），书名是《天才儿童的悲剧》。

80后婚姻问题根源在社会
网络时代出现E闪族

摘自 2009 年 7 月 17 日《上海青年报》丁烨、朱莹报道

"80后婚·检"系列报道推出以来,本报联合《市民信箱》开展了两次调查,分别针对"80后离婚率攀升的社会现象"和"父母掺和80后婚姻"两个话题,共有3 000余名热心市民积极参与调查。统计数据显示,五成以上的市民相信与60后、70后一样,80后也是慎重对待婚姻的,但时代变迁下他们的婚姻观与生活理念已经发生了种种改变。此外,七成父母对80后子女的婚姻"放不下心",但八成子女则希望"我的婚姻我做主",可以接受父母"适当掺和"。

除了参与问卷调查之外,不少网友还留下了他们对80后婚姻的各种看法,为如何维系幸福婚姻献计献策。

系列报道刊出后,本报的互动邮箱中每天都会有读者发来的信件,既有因父母不同意自己和男友的恋情而陷入两难境地的80后来求助,也有家有80后儿女的母亲发自肺腑的感言。

网络之外,30余名读者致电本报的热线电话,畅谈他们对"80后婚·检"系列报道和80后婚姻的看法。有不少80后现身说法,"几零后都不重要,重要的是慎重地对待婚姻,负责任地对待家庭。"

三周来，除了热心参与的网友、市民，"老娘舅"柏万青、资深法官、婚恋专家、社会学家等都从他们的专业角度阐释了"80后婚姻问题"的现象与本质。上海市律师协会民事法律研究会秘书长、沪家律师事务所主任律师吴卫义律师寄语80后们："在婚姻缔结之前，多一份理性的思考；在婚姻生活中，多一份宽容和忍耐。"

　　而针对本系列报道，曾经系统研究过幼儿至成年情商培养的、来自华师大心理咨询中心资深特聘专家刘新民也从自己处理的案例出发，与记者探讨了80后青年产生婚姻危机的根源。

抓住症结：

　　80后青年的婚姻中产生这样、那样的矛盾，都是很正常的。因为每一个时代都会产生那个时代的特定问题。我认为主要责任并不在80后本身，而在社会和家庭。其中，社会要负绝大部分责任。

　　两个人结婚，不是与对方的优点结婚，而是与对方的缺点磨合。这个报道具有一定社会意义，80后小青年因为"网恋闪婚"、"父母掺和"以及生活琐事、性格不合等原因而离婚的案例在我日常咨询的过程中遇到很多。

　　我曾经接待过一对80后小夫妻，刚刚结婚一个星期，就来咨询说要离婚了。原因是两个人都不愿做家务，男的嫌女的太懒。两个人都对我说：他（她）不如结婚前对我好了。我发现许多青年人还对婚姻有着不切实际的浪漫幻想，觉得生活如小说一样美妙，但其实生活是非常严峻的。两个人结婚，不是与对方的优点结婚，而是与对方的缺点磨合，有许多东西结婚后必须要忍耐、要接受。根据我的经验，越不会做家务的人，越容易离婚，因为做家务本身是一种对家庭负责任的表现。忍耐力、包容力、动手能力，这些其实都应该是素质教育的一部分，但很遗憾，我们现在的教育在这方面缺失很严重。

深入剖析：

刘新民认为，素质教育在一定程度上就是一种情商教育。但令人遗憾的是，目前我们的教育还依然停留在对"考试"的关注上，而缺乏三方面重要的内容。

一是对怎样融入社会、与人打交道的能力的培养；二是教人如何在社会上立足，然后才能谈成功；三是缺乏性教育。情商教育非常重要，但在我国没有真正开展起来。我曾经对从幼儿园到成年的人群作过调查，小朋友从幼儿园大班开始，就有了明确的性别意识，男小孩会有自己心目中的"公主"，小朋友之间会有那种"我想跟你要好"的意识；而后到了小学、初中，人与人之间情感的意识变得越来越浓，会有明确的爱慕对象和好朋友。但我们的教育在这些重要的阶段，都没有介入，导致小朋友在情感萌发的初期没有得到很好的引导，一些小学生毕业时，不觉得跟同窗多年的小朋友分别是一件了不起的大事，不觉得跟好朋友再也不能经常见面是一件令人遗憾的事，渐渐地，他们就会习惯人际情感的淡漠。在西方，类似的情感教育在幼儿园阶段就已开展，并一直贯穿在整个学校教育的过程之中。

另一方面，如今的家长一辈，本身与自己的兄弟姐妹、家里的亲戚走动也不频繁，关系通常比较疏远，尤其是在上海这种大城市，孩子也会受这方面的影响，他会自然而然地认为人情就是"疏离"的，长大以后，他便不习惯"付出"，而只会"需求"，不知如何去感恩、去"爱"。就算离婚，也觉得没什么大不了。由于情感教育的缺乏，许多二十几岁的青年遇到感情上的挫折，除了割腕、服安眠药，不知该如何解决自己的问题，他们很无助。我曾经帮助一个失恋的女孩，花费了整整10个月才教会她如何重新展开生活，如果情商教育早些介入，也许很多问题就不会成为问题。

提出建议：

刘新民建议社会与家庭应更多地关爱青年，而情商教育亦应"从娃娃抓起"。那么，应该如何弥补情商教育的缺失呢？他觉得社会可以做三个方面的努力。

首先，针对已经产生的问题，广泛地成立一些专门的咨询机构，帮助有困惑、想要寻求帮助的人们走出心理危机。

其次，从家庭到社会，要更多地关爱青年人。每个时代会出现每个时代的问题，80后也不是特殊的群体，当他们出现问题，社会和家庭不能一味地批评和责备他们，因为批评和责备是很苍白的。

最后，也是最重要的，要从幼儿园开始就对孩子进行必要的情感教育，这样才会使今天的问题不再成为明天的问题。教育，是不能等待的。

知识链接：

什么是E闪族？E闪族是"闪恋——闪婚——闪离"的代名词，是在网络时代，受到新技术直接影响和冲击其现实的交友、恋爱、婚姻的人们。

《上海青年报》自2009年6月底至7月中旬用了三周的时间对E闪族问题进行广泛的讨论，收到了很好的效果。

随着科技的发展，网络技术广泛地深入到青年人的生活中去，E闪族的出现是一种必然现象。问题是产生这种情况的主观根源在哪里。

从表面看是这些 E 闪族们的心智不成熟，通俗地说是他们还不懂得怎么生活、怎么做人，但是从深层次上分析并不那么简单。

首先，我们的社会讲了多年的素质教育，但真正的素质教育的精髓是什么，恐怕连教育者都不了解。

其次，我们的家长不愿孩子输在起跑线上，从上幼儿园起拼命地让他们学知识、学技能，却对孩子的心理健康、处世行为等很少关心。他们的观念仍是"学会数理化，走遍天下都不怕"。可是，这些孩子没输在起跑线上，却输在了跑步的过程中。

我们的社会对一个孩子成功与否的评价标准是学习成绩。学习成绩好可以一俊遮百丑，一般不注重孩子成长中的情商培育。

还有，对孩子的培养上缺少面对矛盾和挫折的教育。现在的一些80后、90后怕矛盾、怕挫折，在社会交往中要么朋友间好得发黏，要么视如路人。

最后，言情剧的泛滥，使得一些年轻人以为恋爱、婚姻就像电视剧一样。他们把婚姻错当成言情剧，除了爱，还是爱。有一位哲人说过，夫妻两人生活50年，至少有200次以上想分手的念头。这说明婚姻是在矛盾、纠纷、冲突中发展的，而 E 闪婚们只要有一次离婚的念头就立马去实施了。

E 闪族的存在，已经给家庭、社会带来影响，我们应该从不同的角度帮助他们走出这种状态。

疑掐死半岁儿 女子跳楼身亡

摘自 2011 年 2 月 7 日《上海青年报》李贞桦报道

昨天清晨 7 点左右，一名家住闸北区平型关路的 33 岁女子从高楼上一跃而下，不幸当场身亡。"我把宝宝带走了。"初为人母的她在遗书中这样写。一个小时后，警方在居民楼的楼梯间里找到了这个仅 7 个月大的孩子，孩子已经停止了呼吸。警方介绍，女子初步判断为跳楼自杀，孩子的死因仍在调查中。

一位住在 17 号楼的居民告诉记者，昨天清晨，正在做家务的她突然听到窗外传来一声女子的尖叫声，探头望出去，只见一名女子躺在 3 楼窗外的平台上。"我根本不敢多看，后来就来了很多警察，她的尸体被运走以后，就有人把平台冲刷干净了。"

居委会朱主任告诉记者，这名女子今年 33 岁，住在 17 号楼 20 层，丈夫长年在日本打工，平时家里还有她的婆婆和一个 7 个月大的儿子。昨天清晨 6 点多，64 岁的婆婆出门买菜，在经过儿媳妇房门口的时候，发现房门半掩着，但并未多加留意。

7 点左右，婆婆买菜回到家时发现，不仅儿媳妇不见了，连半岁大的孙子也没了影，老人着了急，打电话向警方求助。民警赶到现场后，在三楼窗外的平台上发现了这名女子的尸体，已经停止了呼吸，现场让人目不忍睹。"跳楼的地点估计是在9楼。"朱主任说。

令人更为揪心的是，7个月大的孩子在哪里？此时，女子生前留下的一封遗书引起了警方的注意，"我把宝宝带走了。"居委会朱主任说，遗书上有这样一句话，"看到这句话大家都很紧张，担心孩子凶多吉少了。"民警、居委和孩子的家人马上找出母子俩的照片在楼里展开搜索。

据朱主任回忆，大约1个小时后，民警在8到9楼的楼梯间里有了发现，这个才7个月大的孩子安静地躺在冰冷的楼梯间里，已经停止了呼吸。"身上没有血迹，应该是窒息，不知道是被捂死的，还是被掐死的。小区里居民都在说，做妈妈的怎么下得了手。"事发后，警方立即对此事展开调查。警方介绍，初步判断女子为跳楼自杀，孩子的死因仍在调查中。据悉，突然发生的这一切给这家人造成了不小的打击，面对突如其来的噩耗，64岁的婆婆悲痛不已，女子的母亲以及其他亲戚在事发后也赶到现场处理后事，居委则全员出动安抚家属，同时配合警方调查。

猜测：
女子可能有忧郁症倾向

"我们都没想到会发生这样的事，她前一天还带儿子去医院服用有防御疾病作用的糖丸。"嘉利居委朱主任昨天向记者介绍，跳楼女子本是外地人，在上海念完大学后就取得了上海户籍，丈夫长年在日本打工，孩子也出生在日本，此后母子俩又回到上海与婆婆同住。"她挺内向的，从日本回来以后就心情不好，可能有忧郁症倾向。"面对如此悲剧，居民们不禁扼腕叹息。

悲剧刚刚发生，邻居们叹息不已，家属更是忍不住垂泪。在一张母子俩生前拍摄的合影相片上，妈妈搂着胖嘟嘟的儿子，开心地笑着，孩子依在妈妈怀里，睁大了眼睛，好奇地望着这个新鲜的世界。

提醒：
高龄产妇提防产后抑郁

华东师范大学心理咨询中心特聘资深专家刘新民认为：跳楼女子可能有产后抑郁症，而产后抑郁症在高龄产妇中也比较多见。"产后抑郁可能与这名女子以往的生活环境、跟家人的关系，甚至是她在日本的生活有关，长期的不快乐积聚在心里就会产生抑郁。"刘新民指出，防止抑郁有效的办法是与身边的人多沟通，把心里的不快说出来，并得到一定的排解。"也可以做一些自己喜欢的事，喜欢逛街的逛街，喜欢看电视的看电视，这些都是排解的好办法。"

知识链接：

对这一事件，每个人会有不同的解读。当记者和作者沟通时反复谈到一个词——产后抑郁症。因为作者没有进行了解，不能简单地凭现象就判断死者有产后抑郁症。在这里仅介绍产后抑郁症的知识。

产后抑郁症的发生有多种原因：

1. 身体不适的因素：

在孕妇生产过程中发生难产、滞产，手术及分娩带来的疼痛、不适会给产妇带来精神紧张、恐惧，容易诱发。

2. 心理性格的因素：

性格比较内敛的，自我意识比较强的，产前情绪不太稳定的，或产前已有抑郁症的，比较容易诱发。

3. 生物学的因素：

在分娩过程中，人体的内分泌会产生很多变化，体内激素的急剧变化也是诱发因素。

4. 环境互动因素：

产妇在月子里或哺乳期内未能和周围的亲朋好友正常交流，又没有特别的爱好，丈夫、婆母、母亲、兄弟姐妹的关系一般或紧张、不协调，也容易诱发。

产后抑郁症的典型症状：

1. 情绪方面：心情低沉，沮丧，孤独，常流泪，易紧张、恐惧，易急，易怒。

2. 自我认知度低：自暴自弃，自责，自罪，或者对别人的一言一行有敌意、有戒心，与身边的亲人关系疏远，与丈夫关系紧张。

3. 行为反应迟钝：注意力不集中，对什么都不感兴趣。

4. 经常自责：对生活缺乏信心，觉得活着没有意思，任何事的发生都责怪自己。

5. 其他生理反应：厌食，易疲倦、头晕、头痛、恶心、便秘，泌乳减少。

6. 极端反应：对生活失去信心，丧失社会活动能力，残害婴儿，或自杀。

全社会都要关系哺乳期妇女的身心健康，一旦发现以上症状，应该及时到医院就医，或进行心理辅导，尽可能地帮助有产后抑郁症的妇女走出这一心理阴影。

主管整日皱眉被批表情暴力

摘自 2012 年 10 月 3 日《上海青年报》顾卓敏报道

因精神压力大,工作业绩不理想,在上海一家外企银行任理财中心主管的曾先生,每日眉头紧锁,心事重重,在办公室里也不时长吁短叹。令曾先生怎么也想不到的是,在日前的一次半年工作总结会上,他因"表情"不好,遭到领导的批评。原因是,近期连续有下级员工反映,曾先生整天黑着脸,使办公室变得"暗无天日",导致他们内心压力倍增,从而影响工作效率。

员工测评:
面对主管黑脸内心压抑

"整天黑脸的上司,让我的心情低落至了冰点。""看着他那阴云密布的脸,我内心就阵阵恐慌。""难道他就不能赏点儿笑脸吗?"……在日前刚刚结束的中层干部半年群众测评中,曾逸所领导的团队,7 个员工中有 3 人对其日常"表情"提出不满,甚至有人反映,在办公室的 8 小时里,她的感觉就是两个字——压抑。

在评议过程中,负责 250 万元以上级别的客户经理小刘就反映:"理财中心这些日子来都是阴云密布,每个人都在夹着尾巴做人,恨不得将自己缩到曾逸的视线之外。有时哪怕是一个无关痛痒的小疏忽,也会招来一顿吹胡子瞪眼的痛骂。"小刘坦言,她是去年才进银行的应届毕业生,分到手上的优质客户资源不多,本来业绩上的压力就很大了,如今在办公室的8小时里,她更感觉压抑,甚至每天都不想去上班。

而对于有着4年工作经验的毛雨来说,最受不了的就是曾逸有事没事就皱着眉头,在办公室里长吁短叹。"其实,我们的表现和以前相比并没有大的变化,甚至比以往更努力了。现在行情不好,我们压力也大,本来业绩跟奖金挂钩,大家心里都紧张,每天还要看他的脸色,实在是让人气都透不过来了。"

主管喊冤:
压力巨大哪里笑得出来

这样的群众评议结果是曾逸始料未及的。"外资银行向来就看中业绩指标,但是在如今股市、楼市都不景气的情况下,你从客户口袋里要一分钱都难。看着近几个月来基金、保险、定投这一系列产品的销售数据,我的危机感就直线上升。"听到以上种种反馈,曾逸也是满肚子委屈:"下面人抱怨我最近脾气不好,对他们太过苛刻,可他们哪里知道,我在我的上司那里,受到了多大的压力?"

在接受采访时,曾逸苦笑道:"现在心情最糟糕的是老总,哪次开高层会议不是一张扑克脸。一边透露一些危机信息让我们背上严重的心理包袱;但另一边,为了稳定情绪,这些内容又不得完全透露给基层员工。巨大的压力下,我还哪里笑得出来。"

令曾逸百思不得其解的是,领导对于这些投诉非但没有"一笑了之",反而"言之凿凿"地把他批评了一通。"最令人难以接受的是，老板居然说，我的这种负面情绪会传染给同事，不仅影响员工的工作激情，甚至是一种对员工的'表情暴力'侵犯。"曾逸还愤愤地告诉记者，"最后，老板居然还让 HR 安排我参加相应的培训。"

人事官员安排培训：
消除"表情暴力"

"在办公室叹气都违法了？""谁规定做领导的要给手下赔笑脸？"……面对曾逸的满腹牢骚，来自新加坡的人事培训主管汤维德明确表示："身在职场，那些'紧凑'的五官搭配对于周围的同事及伙伴而言，确实会构成心理上的不良影响。情绪是具有巨大的感染力的，当老板总是不笑，传递给员工的是一种抑郁、焦虑的情绪，从而使员工感到困扰和压力。"

汤维德还介绍，在国外，对于办公室内"消极表情"的定性已经上升到了"暴力侵犯"的程度。"今天，针对曾逸的事大做文章，是希望引起各级管理层的重视，特别是直接面对一线员工的管理者。管理是门艺术，而不是整天黑着脸摆威严，这次给曾逸安排培训内容就是'微笑管理'。"

心理专家：
不应让负面情绪蔓延

华师大心理咨询中心特聘资深专家刘新民也认为，曾逸因"表情"不佳受到领导严肃批评是有道理的，"因为情绪是有传染性的"。

刘新民表示，白领生活节奏快，工作压力大，容易积攒一些负面情绪。尤其是部门领导、主管，如果没有一个稳定的心理素质，就容易把自己的情绪在办公室里释放，比如在同事面前唉声叹气、眉头紧锁、做苦瓜脸。而可以肯定的是，这种负面情绪极会传染给同事，让办公室的气氛变得压抑。

刘新民建议，作为领导，如果自己心情不好，可做深呼吸，眺望远方，或喝冰水，做眼保健操缓解情绪，尽量别在下属面前表现出消极、冷淡的态度。

作为员工，如果在办公室遇到领导心情不好，也要学会自我排遣，做好自己的心理宣泄。

> **知识链接：**
>
> 情绪是一种心理活动，与人的表情、行为、肢体活动相结合表现出来，而每一个正常的人的所有心理活动都带有情绪色彩。
>
> 情绪分为三类：
>
> 心境，人的精神活动的状态，具有恒定性，心境的形成和一个人的阅历、社会经验、文化修养相关。
>
> 激情，是一种即时的、冲动性的情绪表达，因为是冲动性的，有时会失去控制。在这种情况下，人的判断能力、分析能力会减弱，对事情发展的结果会误判。
>
> 应激，偶发的、出人意料的紧急状态下引发的情绪状态。
>
> 在社会生活中，我们会感到周围的各种变化，这些变化会影响我们的情绪变化。一个人的情绪也会给予别人影响，尤其是领导的情绪，会直接影响到他的下属。
>
> 情绪的功能：
>
> 信号功能。一个人不仅能用情绪传递信息，还能以外显情绪传递愿望、心态及某种思想。情绪可以超越语言，或者说可以表达语言不能表达的内容。
>
> 感染功能，一般有两种常见作用，一种是气氛感染，表现

为情绪兴奋或情绪压抑,另一种是由特定对象引起的情绪反应。

迁移功能,一个人的情绪会迁移到与这个人相关的对象身上。情绪迁移的内在机制,一般认为是情绪的扩散与泛化现象。

每个人的一生都会遇到无数次自身情绪变化和外来负面情绪感染。那么用什么方法去改变负面情绪呢?

1. 了解自己的情绪变化,逐步掌握调整情绪的方法。
2. 了解发生负面情绪的原因,努力控制负面情绪的发生。
3. 一旦发生负面情绪,要积极应对,使之缓解,主要方法有:

生理、心理放松法。可以学一些放松疗法,改变肢体的紧崩张态,用放松肢体的方式影响心理和情绪。

宣泄倾诉法。可以向亲人、朋友倾诉,也可以哭泣,到无人的地方去吼叫、去唱歌等,将心中的烦恼排泄出来。

转移注意力。工作中遇到的烦恼,可以放一放,用生活的情趣冲淡烦恼。生活中的烦恼,可以放一放,可以用个人的爱好去冲淡它。

合理释放不良情绪。可以参加集体活动,在活动中释放不良情绪。可以和家人一起郊游、旅游,减轻不良情绪。可以参加朋友聚会,在聚会中释放不良情绪。

培养生活情趣。良好的生活情趣是情绪的稳定剂,培养自己良好的情绪十分重要。阅读、旅游、运动、看电影、公益活动、摄影等都是良好情绪的催化剂。

后　记

　　此书的心理案例形成于 2003 年至 2012 年之间，是我从心理咨询实践中选取的很小的一部分。稿件在 2013 年已经初步编写完成，又经过了两年的整理，现终于要与读者见面了。感谢吴嘉琪先生和胡国友先生，是他们的辛勤劳动使此书得以完善。衷心希望读者看了此书有所收获，并且多提宝贵意见。

作　者

2015 年 5 月